자연이 주는 치유조건

Forest Healing

자굴산 치유수목원 지음

KNOWLEDGE COMMUNITY 공동체

머/리/말

아주 먼 옛날

사람들은 어디서 태어나서 어디서 생활했을까?

현대의 사람들은 어디서 태어나서 어디서 생활하고 있는가?

콘크리트 숲에서 살아가는 우리 현대인들의 원초적이면서도 소박한 소망은 아마도 '건강한 삶' 일 것이다. 최근에 웰빙, 힐링이라는 영어와 귀촌, 귀농, 유기농, 약선식, 효소, 천연염색 등의 생활방식이 새로운 트렌드로 사람들에게 호평을 받고 있다. '건강한 삶' 을 위해 자연을 동경한다는 생각이 점차 현실화 되어가고 있다고 보여진다.

하버드대 윌슨교수는 '인간에게는 녹색을 접하면 마음이 편안해지고, 심신이 피곤할 때 숲이 그리워지는 DNA가 존재한다' 는 〈바이오필리아 가설(biophilia)〉을 주장하였다.

인류는 오랫동안 자연환경 속에서 살아왔으나 300년이 채 되지 않는 짧은 시간에 산업화와 도시화가 인간의 전통적인 삶을 완전히 바꾸어버렸다. 망각된 자연의 역사가 각인된 DNA는 자연에 대한 회귀본능에 의해 자연과 조화를 이루며 살아온 날을 찾을 것이며 찾아야만 할 것이다.

고교시절 처음으로 나무와 맺은 인연으로 50여 년을 수목과 함께 누비며 살아왔다. 7년 전 의령의 작은 산자락에 수목원을 개장하여 길을 닦고 나무를 심어, 자연과 숲이 사람에게 전하는 이야기에 기능적 요인을 더하여 생태계를 알고 흥미를 유발하도록 체험자를 위한 공간을 조성하였다.

숲의 종류와 효능, 효과를 직접 체험함으로써 느낄 수 있도록, 건강한 삶의 방법을 공유하기 위해 이 글을 쓰게 되었으며, 숲 치유 프로그램과 연계하여 체험의 공간에서 약용식물들을 채취하여 약차, 효소차 만들기와 음용체험, 풍욕과 수림에서 뿜어져나오는 각종의 테르펜, 음이온 흡입체험을 함으로써 면역력을 향상시킬 수 있다.

또한 만남의 공간에서 숲해설을 통한 숲과의 만남과 숲 관련 정보를 공유하며, 건강의 공간에서 기체조와 걷기운동을 통한 신체건강을 유도하고, 명상의 공간에서 나무와의 교감을 유도하며, 피라미드의 기를 체험하여 맑은 정신을 깃들게 한다. 휴식의 공간에서 일광욕과 족욕, 게임 등으로 휴식을 함으로써 날로 오염되어가는 자연환경과 온갖 공해로 둘러싸인 산업화의 숲에서 불규칙한 생활습관으로 인한 피로, 스트레스, 대사질환 등에 시달리는 현대를 사는 사람들에게 휴식 혹은 치유의 장을 제공하려 한다.

황량한 야산을 대한민국 1호 치유수목원으로 가꾸도록 사랑으로 내조해준 아내와 힘이 되어준 가족들, 첫 삽질을 함께 했던 이장님과 후에 합류한 수목원 식구들, 좋은 내용을 교재에 실을 수 있도록 도와 주시고 지속적으로 강의와 치유활동을 하실 선생님들, 이 책을 기획 및 디자인하고 인쇄한 출판사 임직원님께 감사 드립니다.

숲은 어머니의 뱃속과 같은 공간입니다.

차례

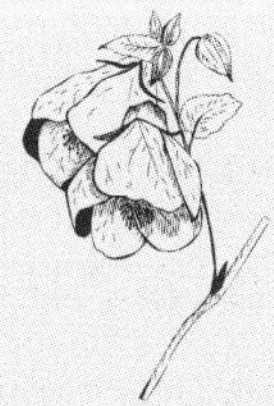

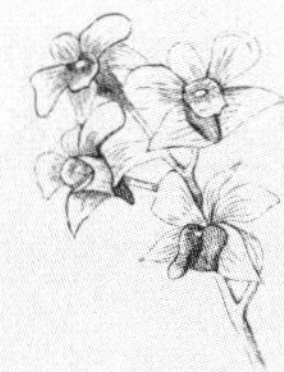

01

숲 치유Forest Healing의 이해와 개념

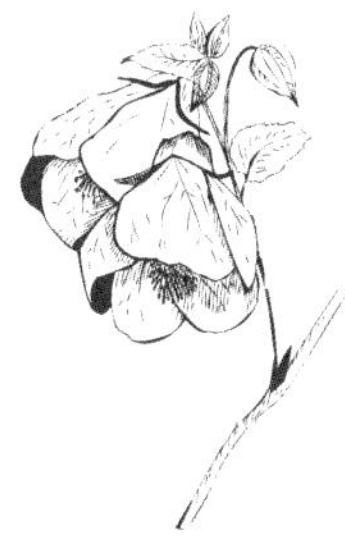

숲은 생명체요, 어머니요, 육신의 고향이다. 인류는 오랜 기간 숲에서 생활하면서 숲의 온도와 빛, 공기 그리고 식물들에게 눈에 보이지 않는 많은 부분을 의지해왔으므로 인체의 바이오리듬과 무의식적인 생존습관은 숲이라는 환경에 초점이 맞추어져 있으나 도시의 생활은 숲과 유리된 삶이다. 도시 속에서는 면역과 자가치유기반인 숲의 환경이 제공되지 않아 물질적인 환경뿐 아니라 사람과의 관계에서도 스트레스가 유발되며 이러한 스트레스는 심해지면 질병을 유발할 수도 있다.

인간의 역사는 자연과 조화를 이루며 살아가는 삶의 연속이라 할 수 있다. 그렇지만 불과 얼마 전 일어난 산업화와 도시화가 인간의 전통적인 삶을 180도 바꾸어버렸다. 약 200만 년 동안 내려오던 삶의 방식이 불과 200년도 안 되는 시간 속에서 변화되었고, 망각되고 있다. 그렇지만 우리의 유전자 속에는 인류의 기원과 역사가 각인되어 있어 자연에 대한 애착과 회귀본능이 내재되어 있다.

하버드대 윌슨 교수는 인간에게는 녹색을 접하면 마음이 평안해지고 심신이 피곤할 때마다 숲이 그리워지는 DNA가 존재한다는 〈바이오필리아(biophilia) 가설〉을 주장했다. 윌슨교수의 바이오필리아(biophilia) 가설은 바이오(bio)는 생명을, 필리아(philia, 맹목적으로 애호한다는 뜻)는 사랑이란 뜻으로 자연은 인간이 생활하는데 필요한 여러 가지 물질을 제공함으로써 인간은 쾌적하고 만족스럽게 살기 위해서 필연적으로 자연에 의존해야 한다는 것이다.

앞으로 어찌할 수 없는 지구의 기후변동과 환경오염 그리고 날로 편해지는 도시생활의 특성에 의해서 사람의 정신과 육체는 더욱더 자연을 필요로 하게 될 것이지만, 현대인들은 자연과 소통하는 법을 망각하고 있으며 마음으로는 숲과 자연이 좋다는 것을 인식하더라도 이미 몸에 굳어진 도시적인 습관으로 인하여 숲과 자연은 불편하고 살기 힘든 곳으로 자리잡기 시작했다.

불과 한 세대만 거슬러 올라가더라도 산에서 들에서 나물캐고, 토끼잡고, 물가에서 고기를 잡는 등 자연 속에서 살아남는 법을 체득하고 있었지만, 입산금지 등 식목위주의 산림정책이 지속되는 동안 우리는 숲을 이용하고 숲을 즐기는 생활방식에서 멀어지게 된 것이 아닌가 한다.

숲을 통해서 긴장된 신경의 이완 및 스트레스의 해소라는 측면도 숲에 간다고 해서 얻을 수 있는 것이 아니라, 숲을 이해하면서 숲길을 걷고 호흡과 자연채광을 통해서 내 몸과 숲을 이루는 환경 간에 소통하고 있음을 느낄 때 참된 숲치유의 효과를 느낄 수 있는 것이다.

치료와 치유의 차이점

① 치료는 일방적인 관계지만 치유는 본인의 주도적인 참여로 진행된다.

② 치료는 대상의 부분적인 증상을 진단하고 처방하지만 치유는 근원적인 문제를 해결한다.

③ 치료는 일시적인 증상의 해소지만 치유는 삶의 바람직한 형태를 찾아주는 것이다

1 서구의학의 한계와 자연요법

지금까지 서양의학은 서양철학과 과학문명의 발전에 기초를 두어 분석적이고 합리적인 사고로 의학을 발전시켜왔다. 근대 이전까지의 많은 환자들이 단순히 영양결핍이나 세균에 오염된 불결한 환경, 병을 일으키는 원인에 대한 무지 등으로 인하여 고통을 받고 심하면 죽음에 이르기도 했던 것에 비해, 현대에 들어서 전반적인 생활수준이 향상되고 의학의 발달로 수많은 질병이 예방되고 조기에 치료됨으로써 인류는 장수의 시대로 접어들고 있다. 그러나 첨단기

술과 화학적 작용을 진단과 치료에 도입하는 것은 진보했지만, 직접적으로 나쁜 부분에 손을 대는 인위적인 치료법이 가지는 한계를 넘어서지 못하고 있다.

2 서구의학의 비효율적인 측면

제도권 의학(Orthodox Medicine)은 인류를 질병에서 해방시켜 주었으나 한편으로는 면역기능의 약화나 세균의 내성 등 역기능도 존재하며, 또한 인체를 지나치게 세분화하여 검사와 약물에 대한 의존도를 지나치게 높여 검사와 투입약물에 고비용을 수반하므로, 소득격차와 건강보험 등 사회보장비용의 상승으로 고비용 저효율이라는 문제에 직면하고 있다.

국민의료비 지출이 급증한 원인은 의료비 지출이 많은 노인인구와 만성질환자가 늘어난 데다 보장해 주는 질환범위가 확대된 데 따른 것으로, 노령인구가 급속히 증가한다는 점과 의료비 및 진단비용이 상승하고 있다는 점 그리고 가계의 직접부담이 높다는 점을 연결시켜 보면 의료체제와 건강보험체계로는 지속할 수 없는 시기가 도래할 수 있다는 생각을 하지 않을 수 없다. 물론 사회보장체계로서 건강보험시스템을 리모델링해야겠지만 보다 근본적인 차원에서 우리 국민의 건강한 삶을 위한 발상의 전환이 필요하다. 따라서 국민보건비용의 절감차원과 예방의학에의 확산을 위해 숲 치유를 새롭게 평가해야 할 것이다.

02

숲 치유

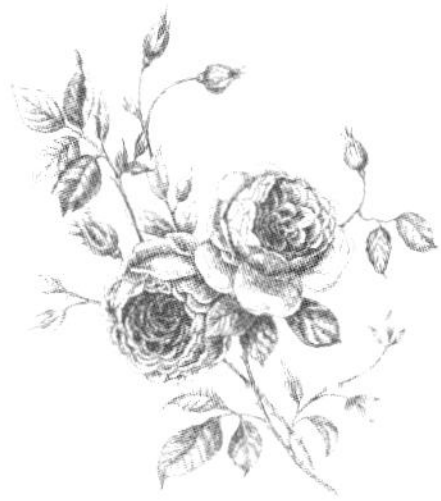

1 자연요법과 숲 치유

자연요법이란 영양, 운동, 휴양 등의 자연환경을 이용해서 치유력을 높이는 치료법을 말하며, 자연의학 역시 몸이 지닌 치유력을 증대시켜 질병회복을 촉진하거나 건강유지를 목표로 하는 것이며, 허브나 약초, 효소, 물을 이용하거나 명상, 나무와 교감하는 시설을 이용하는 물리적 요법 등의 자연지향적인 수단을 사용하는 점과 같이 숲의 특색을 살려 활용하는 것이라 할 수 있겠다.

2 숲 치유의 효과

첫째, 숲 속 산림욕 효과를 들 수 있다. 숲의 향기와 청정한 공기, 숲이 지닌 색채, 숲 속 경치와 같은 숲의 물리적 특성은 쾌적함을 상승시켜 보양효과를 발휘하는 숲 치유는 생체에 영향을 미친다.

둘째, 숲이 지닌 본래의 보양효과와 함께 메뉴를 갖추어 치유효과를 강화할 수 있는 허브와 약초, 효소는 부작용이 없고, 질환에 대한 치유력을 높여줄 수 있는 효과를 부가할 수 있다.

3 요양에서 치유로

숲을 이용하는 방식으로 흔히 휴양이나 요양을 하러 간다고 하면 푹 쉬는 정도가 숲과 자연을 이용하는 한계였다. 산림이 가진 보건기능과 숲의 의학적 치유효과를 살려서 원래 가지고 있던 자기회복력과 면역력을 증가시킴으로써 질병의 원인을 제거하고 건강을 회복하는 것이 산림치유의 시각이다.

03

질병은 왜 생기는가?

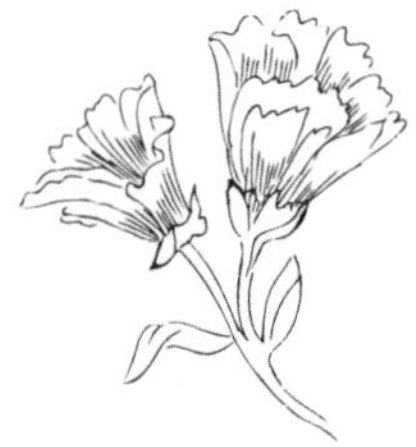

1 현대사회를 살아가는 우리는 누구인가

B.C. 3,000년경 4대 문명이 시작되었다. 이때 형성된 인류의 생활양식은 변화가 있었지만 중세를 거치면서 변화하고, 현대에 들어와서 급격한 변화로 수천 년 지속되어오던 생체리듬과 조화로운 인체의 자기회복력에 영향을 주기 시작했다. 농업혁명과 산업혁명이라는 기술적 진보는 진화과

정을 뛰어넘는 엄청난 도약이었다. 농업혁명 이후로 주거문화가 달라졌고 산업혁명 이후로 전반적인 삶의 방식 또한 급속도로 변화되어왔다.

오랜 세월 동안 인류는 숲 속에서 생활했고 먹을 수 있는 식물을 찾아서 과일과 잎을 채취하고, 물고기를 잡고 짐승을 사냥하여 그 부산물로 의복을 갖추고 도구를 징민하였다. 장구한 세월 동안 인류는 무의식 속에서 숲이 주는 효능과 두려움을 몸 속에 각인해왔다. 아직도 몸은 이를 기억하고 있는 것을 알 수 있는데, 새소리를 들으면 이완되고 긴장이 풀리며 주변에 포식자가 없음을 인식하고, 새소리가 없으면 포식자가 있음을 인식하고 도망을 위한 준비를 무의식적으로 진행하게 된다.

서기 1800년 이후 생활은 무의식을 도외시하고 합리적이고 이성적인 그리고 객관적인 생활방식을 구축해왔지만, 결국 우리 속에 자리잡은 적절한 생활양식을 찾지 못하고 현재 이르러서는 복합적 질병과 싸우는 계기를 만든 것이라 생각한다.

2 육신의 장애물인 질병

질병과 고통은 삶의 한 부분이다. 삶의 여정에 놓인 장애물이 아니라 위치를 알리는 지표이며, 육체적인 질병은 삶의 과정이며 단계일 뿐이다. 질병만 없애려 한다면 이는 삶의 일부와 자신을 분리시키려는 것이다. 질병은 신체의 약점을 알려 보강하도록 이해의 폭을 넓히라는 메시지다. 삶의 여정에 놓인 장애물을 피하지 않고 극복할 때 비로소 자신을 발견할 것이다.

육체조직의 기능을 관할하는 중대한 원동력은 에너지 조직이 약화되거나 조화가 흐트러지면 제 역할을 할 수 없게 된다. 에너지 조직은 내적 상태의 지배를 받기 때문에 마음의 평정을 잃으면 감정이나 사고, 육체조직 등 상호작용과 협력에도 해롭기 마련이다. 더 높은 차원의 자아는 진정한 자연과 내적 지혜의 원천이다. 인체는 관심을 끌기 위해 육체적인 증상이나 질병을 일으킨다.

3 질병의 신호

안색이 창백하다, 알레르기성 염증이 일어난다, 눈꼽이 많이 나온다, 코를 곤다, 이명이 생긴다, 이를 갈거나 여드름이 나며 안색이 검어진다(비만체질에서 오는 증상), 비염증세가 나타난다, 피부상태가 나빠지며 두드러기가 생기며 오후가 되면 붓고, 수면 중에 쥐가 난다, 기분이 처지기 쉽다(짜증과 화를 잘낸다), 등 · 어깨 · 허리가 결리며(기능저하에서 오는 증상), 기능저하로 인해 살이 빠지거나 비만이 오며, 활동부족과 혈류저하로 인한 저체온증이 생긴다.

4 성인질병과 질환

심혈관계 질병	대사성 질환
(1) 동맥경화증, 뇌출혈, 뇌종양 (2) 고혈압 (3) 심장병(허혈성 심장질환) – 협심증 – 심근경색증 (4) 중풍, 비만, 당뇨, 위암	(1) 비만 (2) 당뇨병 (3) 골다공증 (4) 악성종양(암) : 신장암, 방광암, 대장암, 직장암, 백혈병, 간암, 전립선암, 자궁암, 골수암, 갑상선암, 폐암, 췌장암, 후두암, 기관지암, 식도암, 난소암, 뇌종양, 피부암

5 성인질병의 특징

(1) 비전염성 : 남에게 옮지 않는다. 당뇨환자와 같이 지낸다고 전염되지는 않는다.

(2) 만성퇴행성 : 수년을 두고 진행되어 발병한다. 오늘 발견되었으나 사실은 벌써 3~4년 전부터 시작되었다고 생각된다.

(3) 비가역성 : 한번 발병하면 낫지 않고 합병증이 지속되므로 평생 동안 조절하고 관리해야 한다. 성인병은 치료하는 것이 아니라 평생을 조절하고 관리하는 병이다.

6 노인성 질병의 종류

구 분	번 호	질 병 명
한국 표준 질병 · 사인 분류	1	혈관성 치매
	2	달리 분류된 기타 질환에서의 치매
	3	알츠하이머병
	4	거미막밑 출혈
	5	뇌내출혈

	6	비외상성 머리내 출혈, 뇌경색증
	7	출혈 또는 경색 등으로 명시되지 않은 뇌중풍
	8	뇌동맥의 폐색 및 협착
	9	기타 뇌혈관 질환과 후유증
	10	파킨슨병
	11	퇴행성 질환
	12	배병, 노망
	13	중풍과 후유증

7 질병은 정확한 원인이 없다

다음 요인들이 서로 복합적으로 얽혀 발생하는 것으로 여겨진다.

① 스트레스 : 정신적 긴장

② 잘못된 식이요법 : 고염식, 고지방식, 고열량식

③ 운동부족

④ 과음과 흡연

⑤ 의학의 발달로 인한 평균수명의 연장

⑥ 기타 유전, 노화, 공해, 약물 등

1) 스트레스

심리학에서 스트레스(Stress)는 심신의 변화과정을 뜻하며 한국어로는 정신압박(精神壓迫)이라고도 한다.

외부로부터 압력을 받게 되면 긴장, 흥분, 각성 또는 불안과 같은 생리적 반응이 일어나게 되는데, 이러한 외부의 압력을 스트레스 요인이라 하고 원상태로 되돌아가려는 반작용을 스트레스라고 한다. 이렇게 보면 엄밀한 의미에서 외부의 압력인 스트레스 요인은 그 반작용인 스트레스와는 뚜렷이 구별되어야 한다.

(1) 스트레스에 대한 인체반응

스트레스 반응은 자극 호르몬인 아드레날린이나 다른 호르몬인 아드레날린이나 호르몬이 혈중 내로 분비되어 우리 몸을 보호하려고 하는 반응으로, 위험에 대처해 싸우거나 그 상황을 피할 수 있는 힘과 에너지를 제공한다.

스트레스 반응에 대한 신체의 변화

① 근육, 뇌, 심장에 더 많은 혈액을 보낼 수 있도록 맥박과 혈압의 증가

② 더 많은 산소를 얻기 위해 호흡이 빨라진다.

③ 근육이 긴장한다.

④ 상황판단과 빠른 행동을 위해 정신이 더 명료해지고 감각기관이 더 예민해진다.

⑤ 위험에 대비하기 위한 중요한 장기인 뇌 · 심장 · 근육으로 가는 혈류가 증가한다.

⑥ 위험한 시기에 혈액이 가장 적게 요구되는 피부 · 소화기관 · 신장 · 간으로 가는 혈류는 감소한다.

⑦ 혈액 중에 있는 당 · 지방 · 콜레스테롤의 양이 증가한다.

⑧ 외상을 입었을 때 출혈을 방지하기 위해 혈소판이나 혈액응고인자가 증가한다.

(2) 스트레스의 원인과 증상

외적 원인은 인공적인 소음, 강력한 빛 · 열, 한정된 물리적 환경, 무례한 명령, 타인과의 격돌과 같은 사회적 관계, 규칙 · 규정 · 형식과 같은 조직사회, 친인척의 죽음, 직업상실, 승진과 같은 생활의 큰 사건, 교통혼잡, 주차문제, 복잡한 일 등이다.

내적 원인은 카페인, 불충분한 잠, 과중한 스케줄, 비관적인 생각, 자신학대, 부정적인 생각, 비현실적인 기대, 독선적인 소유, 과장되고 경직된 사고와 같은 마음의 올가미, 완벽주의적 등 스트레스가 잘 생길 수 있는 개인 특성 등이다.

스트레스 원인의 조사법으로 '사회재적응평가척도'라는 체크리스트가 있다. 100점을 최고점으로 두어 모두 43항목에 각각 정해진 점수가 배점되어 있다.

순위	스트레스 원인	스트레스 수치	순위	스트레스 원인	스트레스 수치
1	배우자의 죽음	100	13	성적 고민	39
2	이혼	73	14	새로운 가족의 증가	39
3	부부의 별거	65	15	전직	39
4	유치장 등에서의 구류	63	16	경제상태의 변화	38
5	가족의 죽음	63	17	친구의 죽음	37
6	부상이나 질병	53	18	직장의 배치전환	36
7	결혼	50	19	부부싸움	35
8	실업	47	20	천만 원 이상의 빚	31
9	부부의 화해	45	21	담보, 대출금의 손실	30
10	퇴직	45	22	직장에서의 책임변화	29
11	가족의 질병	44	23	자녀의 독립	29
12	임신	40	24	친척과의 트러블	29

25	자신의 빛나는 성공	28	35	종교활동의 변화	19
26	배우자의 전직, 이직	26	36	사회활동의 변화	18
27	입학, 졸업	26	37	천만 원 이하의 빚	17
28	생활의 변화	25	38	수면습관의 변화	16
29	습관의 변화	24	39	가족 단란함의 변화	15
30	상사와의 트러블	23	40	식습관의 변화	15
31	노동조건의 변화	20	41	징기휴가	13
32	이사	20	42	크리스마스	12
33	전학	20	43	가벼운 법률위반	11
34	취미나 레저활동의 변화	19			

변화시킬 수도 타개할 수도 없는 상황이 스트레스를 지속적으로 야기할 경우 우리 몸은 이에 대한 스트레스 반응을 유지할 수밖에 없고 따라서 다음과 같은 증상에 노출되게 된다는 것을 의미한다.

스트레스로 인한 일반적인 증상은 다양하지만 최근 증가하는 정신질환과 그 대응법에 대해 설명한다. 질병임을 알아채고 치료하기 위해서는 그 질병에 대한 지식을 갖추는 것이 중요하다.

① 정신신체질환

스트레스와 밀접하게 관계된 신체질환이라 할 수 있다. 정신신체질환의 예로는 고혈압, 기관지천식, 과민성장증후군, 위궤양, 긴장성 두통, 월경불순 등이 있다. 정신신체질환인 사람에게서 보이는 특징은 매우 다양하다. 감정을 잘 표현하지 못한다. 자신의 감정을 잘 알아채지 못한다. 사실관계는 매우 세밀하게 설명하지만 감정이 수반되지 않는다. 커뮤니케이션이 서툴다.

〈대표적인 정신신체질환〉

순환기	본태성 고혈압, 부정맥, 심근경색 등
호흡기	기관지천식 등
소화기	위궤양, 과민성장증후군 등
내분비	당뇨병, 갑상선기능항진증 등
신경, 뼈, 근육	자율신경실조증, 긴장성 두통, 류마티즘성 관절염 등
귀, 코, 목	메니에르증후군, 난청, 이명 등
눈	원발성 녹내장, 눈피로 등
부인과	월경불순, 무월경, 월경전증후군 등

이처럼 정신신체질환은 감정을 겉으로 드러내지 못하는 만큼 스트레스의 영향이 신체로 표출되는 것으로 보인다. 이런 경우 신체에서부터 증상이 나타나고 본인 또한 그 사실을 고통스럽다고 여기기 때문에 우선 신체증상부터 치료할 필요가 있다.

② 우울증

우울증은 최근 자살자의 증가와 함께 화제에 오르는 일이 많아졌다. 정신장애의 진단 및 통계편람에 따르면 우울증은 기분장애의 한 종류로 진단기준은 다음과 같다.

〈우울증의 진단기준〉

1. 다음 증상 가운데 5개 증상이 연속 2주 동안 지속되며 이러한 상태가 이전 기능에서 변화를 나타내는 경우
   ① 하루의 대부분, 그리고 매일 우울하다.
   ② 거의 매일, 거의 모든 일상활동에 대한 흥미나 즐거움이 저하된다.
   ③ 식사요법을 하고 있지 않은 상태에서 체중이 감소하거나 증가한다.
   ④ 거의 매일 불면증이나 수면과다를 겪는다.
   ⑤ 거의 매일 초조나 적절한 사고활동의 부재, 혹은 지연을 느낀다.
   ⑥ 거의 매일 피로나 활력상실을 느낀다.

⑦ 거의 매일 무가치함을 느끼거나 과도하거나 부적절한 죄책감을 느낀다.

⑧ 거의 매일 사고력이나 집중력의 감소를 겪는다.

⑨ 죽음과 자살을 반복적으로 생각한다.

2. 증상이 심각한 고통이나 사회적, 직업적, 기타 중요한 영역에서 기능 장애를 일으킨다.

3. 사별반응으로는 잘 설명되지 않는다. 즉, 사랑하는 사람의 상실 후에 증상이 2개월 이상 지속된다.

우울증에 걸리기 쉬운 사람의 성격경향을 멜랑콜리형 성격이라고 부르는데, 성실하고 꼼꼼하며, 예민하고, 완벽주의자에 사람이 좋고 친절하다는 특징이 있다. 우울증인 사람은 맡은 일은 확실하게 처리하고 실패가 드물고, 남을 잘 돕고 남이 부탁한 일도 기꺼이 떠맡는 경향이 있다. 그 때문에 자기도 모르는 사이 심신에 부담이 쌓이는 경우가 많다.

우울증의 신체적인 증상으로는 잠이 안 온다, 아침에 일어나기 힘들다, 한밤중에 깬다, 식욕이 떨어진다(반대로 증가한다), 두통, 머리가 무겁다, 어깨결림, 피로, 몸이 늘어진다, 몸의 마디마디가 쑤신다, 부종 등의 신체적인 증상이 나타난다.

우울증에 걸리면 정신과 신체면에서 다양한 증상이 나타나는데 "최근 기운이 없어 보인다", "졸려 보인다", "초조해 보인다", 이런 변화를 재빨리 알아채서 진찰을 받으면 조기 치료가 가능하다.

③ 강박장애

강박장애란 강박적 사고(obsession) 혹은 강박적 행동(compulsion) 때문에 일상생활에 지장을 초래하는 질환이다. 강박적 사고란 일정한 생각, 이미지, 관념 등이 반복적으로 머리에 떠올라 생각을 그만두려 해도 그만둘 수 없는 상태를 말한다. 강박적 행동은 사고를 누그러뜨리거나 없애기 위한 행동이다.

ㄱ. 씻기강박 : 불결함과 오염에 대한 공포로 손이나 몸을 반복해서 씻는다.

ㄴ. 확인강박 : 문단속 등을 반복한다. 불안이 사라지지 않아 확인을 하지만 금세 다시 걱정이 되어 문단속을 확인하는 행동을 반복한다. 가스밸브를 잠궜는지 신경이 쓰여서 외출을 못하는 사람도 있다.

〈강박장애의 진단기준〉

1. 강박적 사고 또는 강박적 행동

   강박적 사고는 ①, ②, ③, ④로 정의한다.

   ① 반복적이고 지속적인 사고, 충동, 이미지

   ② 사고, 충동, 이미지는 실생활 문제를 단순히 지나치게 걱정하는 것이 아니다.

   ③ 자신은 이런 사고, 충동, 이미지를 억제하거나 다른 생각이나 행동으로 순화하려고 한다.

   ④ 자신은 강박적인 사고, 충동, 이미지가 자신의 정신적 산물임을 알고 있다.

   강박적 행동은 ①과 ②로 정의한다.

   ① 손씻기, 확인하기 등의 반복행동, 또는 숫자세기 등의 정신활동을 반드시 수행해야 한다고 느낀다.

   ② 강박적 행동이나 정신활동은 고통을 예방 혹은 완화하거나 두려운 사건이나 상황을 피하려는 목적이 있지만 누가 봐도 지나치다고 할 정도로 과도한 행동을 한다.

2. 자신은 강박적 사고 혹은 강박적 행동이 지나치거나 비합리적임을 인식한 적이 있다.

3. 강박적 사고나 강박적 행동은 심한 고통을 초래하고 시간을 낭비하거나, 일상생활이나 직업상의 기능, 인간관계에 심각한 지장을 준다.

4. 이 장애는 약물이나 신체질환에 의한 것이 아니다.

ㄷ. 순서/의식적 행위 : 물건의 배열, 순서, 정확성, 대칭성 등에 대한 강한 집착을 가리킨다. 스스로 정한 행위를 두 시간 동안 하지 않으면 자리에 눕지 않고, 방에 놓아둔 물건이 조금이라도 비뚤어져 있으면 참지 못하는 경우 등이다.

④ 공황장애

공황장애는 현기증, 숨가쁨, 심계항진 등의 증상이 갑자기 나타나고 그 증상이 10분 이내에 최고조에 달하는 질환이다. 공황발작이라고 한다. 아무 전조도 없이 두근거림, 현기증, 숨가쁨 등의 증상이 강한 불안, 공포와 함께 갑작스레 출현하는 것이다.

발작증상은 아무런 전조 없이 시작된다. 발작이 시작되면 강렬한 불안감, 공포감이 덮쳐와 '이대로 있으면 죽는다' 생각하며 공황상태에 빠지는 사람이 많다.

광장공포증이란 '그곳에 갔다가 다시 발작이 일어나면 어쩌지', '만약 지하철 안처럼 도망칠 수 없는 곳에서 발작이 일어나면 어쩌지'라는 생각에 불안해져서 사람이 많은 곳, 공공 교통수단, 엘리베이터, 백화점, 슈퍼마켓 등을 피

〈공황장애의 진단기준〉

강한 두려움이나 불쾌감이 있고 다른 시기와 분명히 구별되는 기간 동안 비정기적으로 다음 중 적어도 4개의 증상이 갑작스럽게 나타나고 10분 이내에 그 증상이 최고조에 달한다.

① 심계항진, 심박 수의 증가
② 발한
③ 떨림 또는 전율
④ 숨가쁜 느낌 또는 숨 막히는 느낌
⑤ 질식감
⑥ 흉부통증 또는 가슴이 답답함
⑦ 토할 것 같은 느낌 또는 복부 불쾌감
⑧ 현기증, 불안감, 머리 띵함, 또는 어지러움
⑨ 비현실감 또는 이인증(離人症, 자신의 몸이 자신의 것이 아닌 듯한 느낌, 꿈 속에 있는 듯한 느낌)
⑩ 자제력 상실에 대한 두려움 또는 미칠 것 같은 두려움
⑪ 죽음에 대한 두려움
⑫ 감각이상(마비감 또는 찌릿찌릿한 감각)
⑬ 오한 또는 얼굴이 화끈 달아오름

하게 되는 증상을 가리킨다.

공황발작과 비슷한 증상은 신체적인 질환이 있을 때도 나타난다.

협심증, 심근경색, 부정맥, 메니에르증후군, 갱년기장애 등이 그렇다.

검사부터 받아서 신체에 이상이 없다고 나오면 그때부터 공황발작을 의심해 본다. 정신과에서 진단과 치료를 받는다.

(3) 스트레스와 산림치유

아직도 지구상에는 산림의 혜택을 풍부하게 받았음에도 그 혜택을 경시하는 사람들이 적지 않다. 그간 많은 의학자들이 인간에게 직접적으로 작용하는 산림의 의의를 과학적으로 실증, 집적하여 학계에 발표하여왔다.

생활습관의 개선에 따른 치료 및 예방효과가 증명된 질병의 사례는 무수히 많다. 특히 스트레스와 관련 깊은 생활습관병으로는 정신신체질환, 우울증 및 불안장애, 공황장애 등이 있다. '산림 속으로 들어가면 스트레스가 저하되고, 산림 내에서 운동하면 NK세포의 작용이 활성화된다' 는 데이터가 제시되어 있다. 우리 몸은 스트레스를 받으면 혈압상승뿐 아니라 혈중 코티솔이 증가하게 되는데 이 코티솔이 증가하게 되면 공간인지기억에 관여하는 해마 등 조직에 손상을 입히게 된다. 따라서 생명체가 지속적으로 스트레스를 받게 되면 인지능력에 장애를 초래하게 되며 치매의 원인이 되기도 한다. 현 시점에서의 급선무는 목재생산이나 경관 기능 이외에도 산림은 다양한 효능과 함께 인체보건 면에서도 중요한 역할을 한다는 점을 사람들에게 인식시키고, 안심하고 이용할 수 있도록 산림을 안전한 공간으로 만들어나가는 일이다.

2) 나쁜 콜레스테롤

콜레스테롤은 사실 우리 몸에 없어서는 안 되는 필수적인 물질이다. 콜레스테롤은 우리 몸을 이루는 기본 단위인 세포막, 신경세포의 수초 그리고 지단백을 구성하는 성분이고 스테로이드 호르몬과 담즙산을 만드는 전구물질이다.

콜레스테롤은 육류나 달걀 외에도 우리들이 먹는 여러 가지 음식에 들어있다. 콜레스테롤이 들어있는 음식을 많이 먹으면 피 속에 콜레스테롤 양이 많아진다. 불포화지방산이 많이 들어있는 음식도 혈중 콜레스테롤 수치를 높이는데, 간에는 불포화지방산이 콜레스테롤로 변하기 때문이다.

우리 몸에 들어있는 콜레스테롤의 대부분은 간에서 만들어진 것이고 음식을 통해 섭취한 것은 일부에 지나지 않는다. 그러므로 콜레스테롤이 많이 들어있는 음식을 잘 먹지 않는 사람 중에도 피 속에 콜레스테롤이 지나치게 많은 사람이 있는 것이다.

혈중 중성지방 수치가 높아지면, 혈진(피떡)의 생성이 촉진되게 된다. 혈전이 혈관에 쌓이거나, 모세혈관을 막아 혈액순환장애를 불러일으키며, 심하게는 심근경색, 뇌경색 등으로 발전할 수 있는 위험성을 가지고 있다.

(1) 중성지방 관리

중성지방은 운동이나 식이요법으로 관리할 수 있으며, 혈전을 관리해 줄 수 있는 식품류나 건강제품을 이용하면 좋다.

낫또에서 추출한 나토키나제라는 효소물질이 혈전의 생성을 억제하고 용해를 촉진하는 물질로 발견되어, 일본의 경우 나토키나제 제품을 우리나라 홍삼제품처럼 이용하고 있다. 우리나라의 경우 나토키아제 또는 낫도나제라고 찾아보면 된다.

(2) 콜레스테롤 수치관리

콜레스테롤 수치는 콜레스테롤 자체가 에너지원으로 사용되지 않기 때문에 운동을 해도 좀처럼 떨어지진 않는다. 하지만 운동을 하게 되면 흔히 말하는 좋은 콜레스테롤인 HDL 콜레스테롤 수치가 높아지게 된다. 이 콜레스테롤은 동맥경화를 예방하는 역할을 한다. 결국엔 HDL 콜레스테롤 수치를 높여 전체적인 콜레스테롤 수치를 관리할 수 있는 것이다. 오메가 3 제품류가 효과가 있다. 중성지방과 콜레스테롤의 다른 점은 중성지방은 우리 몸이 에너지원으로 이용하는 지방인 반면에, 콜레스테롤은 에너지원으로 사용되지 않는다는 것이다.

불안한 마음을 진정시키지 못하면 스트레스가 면역력을 저하시켜 문제를 불러온다. 암이 박테리아나 바이러스에 의해 발병된다면 전염성을 가져오지만 암은 집단발생이 없다. 암은 감염성 없이 정상세포가 돌연변이를 일으켜 암세포로 바뀐 것뿐이다.

먼저 콜레스테롤은 단순히 HDL, LDL만 있는 것이 아니고 다른 콜레스테롤도 있다. 이유는 콜레스테롤과 중성지방 자체가 다른 것이기 때문이다.

중성지방은 간단하게 우리들이 모두 알고 있는 지방을 생각하면 된다. 하지만 이 지방이 체내에서 지방세포로서만 존재하는 것이 아니라, 혈관 안에 혈액 속에도 존재한다고 한다.

- 콜레스테롤의 정상수치는 200mg/dl 미만이며, 200mg/dl ~239mg/dl이면 심근경색증과 뇌졸중의 위험이 있다.
- 고밀도 지단백(HDL) 콜레스테롤의 가장 좋은 수치는 40mg/dl이며 40mg/dl 이하이면 심장질환에 대한 위험이 높아지고, 60mg/dl 이상이면 이러한 위험을 감소시킨다.
- 저밀도 지단백(LDL) 콜레스테롤 수치는 100mg/dl 미만이 가장 좋은 상태이고, 100mg/dl~129mg/dl이면 정상보다 약간 높고, 130mg/dl~159mg/dl이면 높은 편이며, 160mg/dl 이상이면 심장질환에 대한 위험도가 높다.
- 콜레스테롤을 조정하는 방법은 식이요법과 약물사용법이 있다.
- 콜레스테롤에 좋은 식품 : 올리브유, 씀바귀, 곤약, 김, 해바라기씨, 마늘, 돌나물, 우엉, 다시마, 콩, 결명자

(3) 부신기능이 저하되면

① 부신 호르몬 부족은 당이 에너지를 만드는 과정에서 문제가 생기는 것인데, 이때에는 집중이 안 되고 쉽게 피곤을 느낀다.

② 자율신경기능장애로 이유 없이 속이 울렁거리고 토할 것 같고 소화가 잘 안 된다. 부신에서 합성되는 호르몬과 자율신경조절에 관여하는 신경전달물질(아세틸콜린)이 상호작용하므로 신경성 위장장애로 진단된다.

③ 전해질 균형장애가 발생하여 짭짤하고 달콤한 것이 먹고 싶어진다. 부신기능이 저하되면 염분이 감소하고 칼륨이 증가한다.

④ 저혈당 증상으로 참을성이 없어지고 화를 많이 내며 갑자기 힘이 빠지고 배고픔을 참지 못한다.

⑤ 면역기능 저하로 감기에 잘 걸리고 잘 낫지 않고 이유 없이 알레르기 반응이 자주 생긴다. 부신이 회복되면 질병과 증상이 개선된다.

식생활과 생활환경을 바꾸면 비정상세포가 정상으로 바뀌는 것은 자연의 섭리이다.

04

숲은 왜 싱그러운가?
(피톤치드)

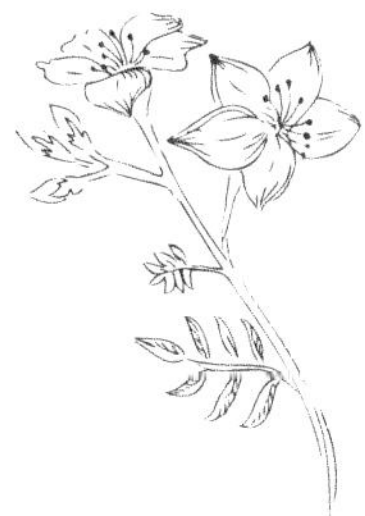

초록빛 나무들이 울창한 숲은 상쾌하고 시원한 공기를 내뿜고 주변환경이 조용하여 마음을 평온하게 하고 더불어 스트레스를 해소시킨다.

숲의 신비함과 싱그러움은 지친 도시생활을 탈피하고 싶은 생각과 긴 심호흡으로 상쾌한 기분이 활력소가 되게 하는데 그 근원은 피톤치드에 있다.

산림욕하면 떠오르는 단어가 피톤치드(phytoncide)이다. 이 용어는 식물이라는 뜻의 피톤(phyton)과 죽이다는 뜻의

치드(cide)를 합쳐 만든 말로서, 즉 식물이 내뿜는 휘발성 살균물질(방향물질)이란 뜻이다.

레닌그라드대학의 토킨박사는 피톤치드의 효능에 대한 실험결과를 발표했는데 숲 속에 들어가면 시원한 숲의 냄새가 풍기는 것은 피톤치드 때문이며, 이것은 수목이 주위의 구균, 디프테리아 같은 미생물을 죽이는 방어용 휘발성 물질이라는 주장을 하였다.

숲이 가진 치료효능은 1990년대 초 미국 뉴욕의 병원에서 보고한 임상 관찰결과에 의해 과학적 관심을 끌었다. 당시 미국에 창궐했던 폐결핵 때문에 병원마다 환자가 넘쳐 이들을 수용할 만한 병실이 부족해서, 한 병원에서는 넘치는 환자를 수용하기 위해 아카시아가 많은 병원 뒤뜰 숲에 텐트병동을 임시로 만들어 결핵환자를 수용했다. 그런데 이상하게도 숲 속에 수용한 환자들의 치료효과가 훨씬 좋은 것을 발견한 병원에서 이 사실을 학술지에 보고하면서 학계의 관심을 끌게 된 것이다.

많은 사람들이 피톤치드는 소나무를 비롯한 바늘잎을 가진 나무에서만 나온다고 생각하는데, 넓은 잎을 가진 나무들도 자기생존과 방어능력을 만들어내 몸을 보호하는 피톤치드를 내뿜는다. 다만, 침엽수와는 성분이 다르기 때문에 냄새가 그렇게 독특하지는 않고 피톤치드 양이 부족하여 냄새가 약할 수 있다.

피톤치드는 살균물질이지만 사실 항균작용을 하기 때문에 오래 쐰다고 해서 독이 되거나 하지는 않고, 오히려 흠뻑 마시는 삼림욕이 효과는 더 증대될 것이다.

피톤치드의 효능을 보면 우선 우리 몸의 면역성을 높이고 마음을 안정시키는 역할을 한다.

피톤치드의 정체

식물이 만들어내는 저분자로 다른 생물들이 작용하는 생물활성물질과 생리활성물질과 같은 의미를 갖고 있다. 수목이 방출하는 피톤치드는 사람에게 평온함과 상쾌한 느낌을 주는 휘발성 냄새이다.

냄새물질로는 테르펜, 나무껍질냄새, 케트메틴과 약용성분 알카로이드, 과일냄새 에스테트 같은 어독작용이 있는 당성분 사포닌, 식물의 황색색소 플라본 등을 피톤치드라 한다.

피톤치드는 뿌리가 흡수하는 물과 대기 중의 이산화탄소를 원료로 태양의 빛을 에너지로 하여 광합성작용을 통해

글로코스가 포도당을 만들어낸다. 식물은 글로코스를 근원으로 여러 가지의 피톤치드를 만들어낸다. 냄새의 성분은 꽃, 가지, 줄기 등에서 액체로 추출되는 것을 테르펜이라 하는데, 계절에 따라 방출량에 차이가 있어 날씨가 맑고 조도와 기온이 높으면 테르펜 방출량도 많아진다고 한다.

피로를 풀고 몸을 상쾌하게 하기 위한 보양센터나 병을 치유하기 위한 요양소 등이 삼림지역에 위치한 것은 삼림이 건강에 좋은 이유와 경음을 흡수하고 반사하여 감퇴시키는 역할을 하며, 폭 30m의 삼림일 경우 소음을 1/8 정도로 감소한다고 하며 숲이 깊으면 깊을수록 조용함이 더해진다고 한다.

공기정화기능과 분비물을 흡수하는 흡착력 등 숲만이 가진 힘은 스트레스를 해소하고 마음을 안정시키는 기능과 새싹이 필 때는 맑은 신록과 여름을 지나면서 푸르름과 가을의 각양각색의 변화하는 색은 눈에 평온함을 가져다 준다.

은은한 나무냄새는 손가락 끝의 말초 혈류량을 증가시켜 따뜻하게 만든다는 사실도 알려져 있다. 냄새가 긴장감의 교감 신경계의 흥분을 풀어주고 부교감 신경계의 기능을 활성화하므로 긴장을 풀고 평온함을 가져다 준다고 한다.

냄새에는 흥분작용과 진정작용이 나타나는데 삼나무, 편

백, 나한백은 진정작용을 하는 나무로 알려져 있다.

테르펜 중에는 비점이 높아 휘발성이 적은 성분을 포함한 나무는 묵직한 향기가 되어 기분을 진정시키며, 나무잎새는 비점이 낮고 휘발성분이 많아 상쾌한 느낌이 드는 이유일 것이다.

피톤치드(테르펜)의 생리 · 의학적 효능(Tadaki, 1995)

종 류	모노테르펜	세스퀴테르펜	디테르펜
마비작용	●		
강장작용	●	●	
진통작용		●	
구충작용	●	●	
항생작용	●	●	●
항염증성	●	●	
항종양성	●	●	●
이뇨작용	●		
거담작용	●		
혈압강하	●	●	●
살충작용	●	●	●
자 극 성	●	●	
방 향 성	●	●	●
진정작용	●	●	
진경작용	●	●	
유 독 성		●	●
비 타 민			●

수종별 테르펜류의 약리작용

수종명	약리작용
밤나무, 구실잣밤나무	소독제, 가려움증 치료, 혈관을 유연하게 하여 고혈압 치료에 유효
삼나무	디프테리아 치료
솔송나무, 행송, 홍송, 가문비나무, 잣나무, 오엽송	동맥경화 예방, 디프테리아 치료
편백, 나한백, 노간주나무, 화백, 춘향, 향나무	요로소독과 소염, 진정, 진해작용
녹나무	중추신경, 흥분, 국소자극
대나무, 갈대, 참억새	진토, 이뇨제
밀감나무, 탱자, 유자	방향성, 건위제
소철	통경, 강장, 불로장수약
※ 침엽수림 1ha 피톤치드의 양 – 1일 약 30kg, 활엽수 2~3kg	

나무 향의 생리활성

성 분	생리기능	함유식물
α – cadinol	충치예방	편백
camphore	국소자극, 청량감	녹나무
citral	혈압강하, 항히스타민작용	장미
tymol	거담, 살균	타임(초본)
terpentine oil	거담, 이뇨작용	소나무류
hinoktiol	살균작용, 발모	나한백, 대만편백, 측백
borneol	졸음방지	가문비나무, 전나무
menthol	진통, 청량감, 국소자극	박하(초본)
limonene	콜레스테롤계 담석용해	감귤류 과피, 로손편백

아로마테라피에 사용되는 식물정유와 그 효능

식물정유명	주요한 작용
에끼나세아	피부염, 습진, 백혈병, 결핵, 다발성 경화증
쥬니퍼(노간주)	류마티스, 방광염, 아토피, 살균, 이뇨작용
루	자극제, 해독제, 전염병 예방, 마취제
레몬밥	소화기 계통, 순환기 계통, 우울증, 두통
크로브	방부, 항균, 건위, 식욕 증진, 간장
캐트니프	최면작용, 발한작용, 해열작용, 정신 불안정, 신경쇠약, 위장장애
시나몬(계피)	해열, 진통, 건위, 지혈, 수렴, 감기, 생리통 완화
재스민	건조, 과민성 피부, 항우울, 지혈, 진정, 식후 기분안정
세이지	방부, 항염, 소화기 계통
타 임	요리부항재, 호흡기질환, 살균, 방부
배 질	머리를 맑게, 신경과민, 두통, 구내염
스테비아	200배의 감미, 다이어트 식품, 당뇨병에 감미로 사용
페퍼민트	두통, 콜레라, 히스테리, 류마티스, 위장
유칼리	살균작용, 소염, 방부작용, 신경통, 피부
라벤더	혈압강하, 항우울, 소화, 진정, 이뇨, 수면, 살균, 방충
로즈마리	강장, 건위, 항우울, 수렴, 소화촉진, 두통, 감기, 기억력 증진
월계수(베이)	건위, 류마티스, 향수원료
센티드제라늄	이질, 궤양
레몬그래스	향유 등 부항제

침엽수종의 정유함량

수 종	정유함량	정유함량	수분함량
	여 름	가 을	100g
전나무	3.3	2.9	52.5
분비나무	3.6	4.5	69.0
구상나무	4.8	3.9	58.0
독일가문비	1.2	1.0	59.0
종비나무	1.5	1.1	62.0
소나무	1.3	1.7	62.5
잣나무	2.1	1.6	62.0
섬잣나무	1.3	0.8	61.5
스트로브잣나무	1.1	1.0	63.5
리기다소나무	0.8	0.7	64.0
리기테다소나무	0.9	1.0	64.5
풍겐스소나무	1.3	0.9	60.5
방크스소나무	1.0	1.1	61.0
곰 솔	1.0	0.7	69.0
백 송	–	1.4	–
솔송나무	–	1.3	–
주 목	0.7	3.5	69.0
눈주목	0.6	0.5	66.5
개비자나무	0.7	0.4	72.0
비자나무	1.1	1.2	64.8
삼나무	4.1	3.6	68.0
편 백	5.5	5.2	62.0
화 백	3.3	3.1	55.0

향나무	1.4	1.8	60.5
연필향나무	1.3	0.7	58.5
눈향나무	2.6	2.8	61.5
선향나무	1.3	1.6	–
노간주나무	1.1	0.65	62.5
측백나무	1.3	2.7	62.0
서양측백	3.0	2.7	61.0
눈측백	4.4	5.0	61.0
옥 향	1.83	1.41	
뚝 향	–	0.78	
천지백	0.73	0.48	
황금옥측백	1.04	0.81	
서양측백	3.0	2.7	
메타세콰이어	0.68	–	
은 행	0.4	–	
나한백	2.40	1.8	
반 송	0.64	0.38	
낙엽송	0.45	0.50	
솔송나무	0.55	0.22	
금 송	0.84	0.76	
화솔나무	0.25	0.17	
대왕송	–	0.3	
왜금송	1.7	1.5	
히말라야시타	0.3	–	
가문비	2.1	0.9	

활엽수종의 정유함량

수 종	정유함량(%)		수 종	정유함량(%)	
	여 름	겨 울		여 름	겨 울
이 대	-	0.13	꽝꽝나무	0.21	-
상수리나무	0.17	-	사철나무	0.21	-
물참나무	0.23	-	대추나무	0.21	-
계수나무	0.21	-	차나무	0.23	-
아까시나무	0.25	-	만병초	0.20	-
회양목	0.16	-	누리장나무	0.42	-

※ 정유함량은 전건물질 100g에 대한 정유의 ml. 여름 7월, 겨울 1월

1 산림치유는 예방의학이다

산림은 교감신경활동을 진정시키고 생리적으로 안정을 취할 수 있는 장소로 도시의 기계적인 소음과 진동, 오염된 대기환경을 벗어나서 자연 속에 있는 것만으로도 충분히 스트레스를 진정시키고, 이로 인한 피부트러블이나 과민성 내장질환 등의 증세를 진정 · 완화할 수 있으며, 당장은 증상이 없더라도 장차 생길 수 있는 다양한 질환들에 대한 면역

력을 강화시켜 준다면 면역력 향상과 비특이성 효과, 즉 예방의학적 개념으로 보아야 할 것이다.

2 대체의학인 숲 치유

자연요법이라는 큰 틀에서 보면 쓰다듬고 주무르는 것에서부터 독성에 대한 부작용의 우려가 없는 약초도 호응과 지지를 얻을 수 있으나, 감성과 본연의 자기회복력 및 면역력을 다룸에 있어 다분히 주관적이고 감각적인 요소를 포함하므로, 데이터와 객관적 수치를 바탕으로 하는 과학적 근거의 뒷받침이 필요한 것으로 인식되어 산림치유가 근거중심의학이 되어야 하는 이유인 것 같다.

그냥 막연히 좋은 것이 아니라 누구에게 얼마만큼 좋은가에 대한 정량적 접근이 필요하며, 숲 속에서 운동부하를 받았을 때 생리학적 · 생화학적 반응을 측정하고 쾌적성 요소를 오감으로 수용하는 심리학적 평가과정 속에서 산림환경과 인간 또는 활성물질과 인간의 관계를 전망하는 것도 필요로 한다고 한다.

3 산림치유는 자기치유를 기반으로 한다

이용자 스스로 불편하고 아픈 것을 알아차리고 숲 속 수목 그리고 산책을 통해서 면역력이 증가되는 것을 느낄 수 있도록 가이드를 제시하고 정보를 제공하는 것이 필요하다. 산림치유에서는 환자와 의사가 아니라 정보제공자와 정보이용자의 관계만이 존재하며, 이용자는 수동적인 객체가 아니라 능동적이고 주체적인 학습과 선택을 통해서 숲과 수목의 특성을 활용하고 이에 따른 효과를 스스로 피드백한다는 점에서 자가치유라 할 수 있다.

산림이란 지역에 군생해 있는 수목으로 치유를 위한 산림, 즉 숲을 말하는 것은 옛날에는 의학이 아니라 무(巫)라는 견해가 있다. 무속적 의료가 우리 민족과 기원을 같이 할 뿐만 아니라 20세기 초반까지 우리 민중의 대표적인 의료수단이었기 때문이다.

단군신화에 환웅이 삼천무리를 이끌고 백두산정 신단수에 내려와 나무를 심고 곡식, 수명, 형벌, 선악과 함께 질병을 맡아 다스렸다고 하는데, 단군신화에서 질병을 다스리는 방법은 무속의 치료술이었으리라 추측한다. 무당이 질병치료를 비롯한 재래의식을 맡아 치루었으리라 짐작되며 무(巫)는 하늘과 땅을 꿰뚫은 사람을 말하는 무자상형하는 뜻으로, 천지인 삼재를 일체로 완성시켜 보면 영가무도에서 가무악이 치유의 근본으로 국악과 한의학은 맥을 같이 한다고 할 수 있겠다. 우리 조상들은 하늘의 가르침을 알고 모든 문화가 이 지혜에서 나오며 의술도 사람의 몸이 천기와 지기를 어떻게 받아들이고 마음에 따라 기운의 흐름이 어떻게 달라지며, 병이 나고 그 병이 고쳐질지 알게 되었다는 것은 심신수련이 민족문화의 고유한 전통이며 단군천왕 구물임금 때(B.C. 425~396) 서백원이라는 사람이 태양, 태음, 소양, 소음의 사상의술을 지어올렸다는 이야기는 이제마 선생보다 2,200년 전에 사상의료가 있었다는 이야기인데 놀라움을 금할 수 없다.

자연이 만들어놓은 체질을 순리대로 통찰하여 치료의 길을 찾아가는 순서의 자세가 병이 생긴 뒤에 하는 치료보다 병이 생기는 것을 미리 막는 영생에 더 주의하였다는 것은 현대에 이르러 예방의학이라 생각된다.

4 치유의 역사

사람이 약을 사용한 역사에 대하여 헉슬리(Aldous Huxley, 1894~1963)는 "태초에 인간은 농부이기 이전에 약을 연구하는 학자였다"라고 하였다.

고대인들의 경험에 의하여 식물체로부터 얻어진 약효이며, 통증을 없애기 위하여 술이나 아편을 고대인들이 병의 원인을 모르던 시대에도 경험적으로 약을 사용한 최초의 기록은, 기원전에 쓰여진 것으로 알려진 이집트의 Papyrus of Ebers라고 한 것이 있다. 갈렌(Galen, A.D. 131~201)은 로마의 의사로 약 400종의 약용식물을 수록한 책을 썼고 두 가지 이상의 약물을 혼합투여하였다고 하며, 현재도 생약의 혼합 제조약품을 galenical이라고 부르고 있다.

제르튀르너(Friedrich W. Serturner, 1783~1841)는 아편으로부터 모르핀(morphine)을 분리 · 정제하여 자연물질로부터 유효성분을 분리하는 기틀을 잡았으며, 우리나라에서는 허준(1546~1615)이 약용식물을 집대성하여 편찬한 동의보감(1610)이 있다.

05

숲 치유의 메커니즘

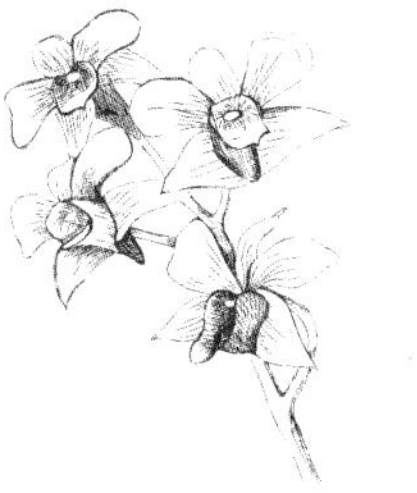

1 치유 환경과 반응

물리적 환경	지형, 온도, 습도, 광선, 경관, 소리
화화적 환경	향기, 테르펜(피톤치드), 음이온
인체반응	면역력 향상, 건강증진, 질병치유

2 숲의 치유인자

생리적 조건	핵심조건	산림환경, 침엽수림, 공기, 물, 햇빛, 음이온, 테르펜	
	필요요소	오감요소	색(경관), 소리, 향기, 맛, 감촉
		운동요소	등산, 걷기, 체조, 요가, 명상
		약리요소	식용, 약용식물(산약초차, 효소와 식재료)
정신적 조건	심리적 인자	개방, 안정, 흥미, 교육, 체험	
	사회 · 문화적 인자	감상, 참여, 순화, 리더십	

현재 대기 중 약 21%가 산소로 구성되어 있다. 만일 대기 중의 산소농도가 낮아진다면 우리의 인체에 심각한 부작용을 초래할 것이다.

산소농도가 19% 이하가 되면 가슴이 답답해지고 두통, 식욕부진 그리고 구토 등의 증세가 나타나며 14% 이하가 되면 숨을 쉴 수가 없어 사망에 이르는 것으로 알려져 있다.

숲 속 공기는 도심의 공기보다 산소농도도 높지만 공기의 질 또한 다르다. 도심에서는 여러 오염과 먼지 등에 의해 공기의 질이 나쁘지만 숲은 나무의 광합성으로 갓 만들어진 산소와 숲이라는 필터에 의해 나쁜 오염물질이나 먼지가 걸러진 최상의 공기를 제공할 수 있다. 공기 1m³당 먼지 알갱이 수에서도 도시는 10만 개 정도인데 비해 숲은 500~2,000개에 불과하다.

운동을 하게 되면 혈액 속의 글리코겐이 젖산으로 변화하게 되는데 이 젖산이 축적되어 몸이 피로를 느끼게 된다. 이때 혈액 속의 산소는 젖산을 산화분해하는 작용을 하기 때문에 풍부한 산소는 피로의 회복과 활력증진에 도움이 되는 것이다.

숲에 있는 청정한 산소는 암을 비롯한 여러 질병을 예방하고 치료하는데 탁월한 효과가 있다고 한다. 체내의 산소 부족은 대사과정의 끊어짐을 초래하여 노폐물이 누적되어 유전자에게 상처를 입혀서 발암의 원인이 될 수 있다고 하므로, 체내에 충분한 산소를 공급함으로써 신진대사를 원활하게 하고 노폐물배설을 제대로 함으로써 암예방은 물론 심신을 쾌적하게 유지할 수 있다.

삼림욕을 통한 신선한 공기의 흡입은 입과 코 그리고 피부로 그야말로 온몸으로 호흡을 해야 효과적이다. 산소가 풍부해야만 모세혈관까지 충분한 산소가 공급되고 피부와 세포에서 신진대사를 활발하게 함으로써 탄력이 넘치는 매끄럽고 깨끗한 피부를 유지할 수 있을 것이다.

숲의 산소는 피부호흡을 통해 셀룰라이트를 없애준다. 셀룰라이트란 수분, 노폐물, 지방 등으로 구성된 물질이 신체의 특정 부위에 뭉쳐있는 덩어리인데, 이런 것들이 뭉쳐서 울퉁불퉁한 보기 흉한 피부를 만들고 잘 빠지지도 않게 되는 것인데, 편식, 동물성지방, 당분이 많은 음식을 섭취하거나 스트레스를 많이 받거나 피로가 많은 사람, 임산부 등에 많이 나타난다.

이를 없애는 가장 효과적인 방법은 피부호흡을 통해 충분한 산소를 공급해 주고, 체내의 탄산가스와 노폐물 배출을 원활하게 하고, 혈액의 헤모글로빈작용을 왕성하게 하며, 2*l* 이상 물의 섭취와 신선한 공기의 피부호흡은 매우 효과적이며, 신선한 야채, 과일을 먹고 따뜻한 목욕과 운동과 부위별 마사지를 하면 증세를 완화시킬 수 있다.

뇌는 우리 전체 몸의 약 2%밖에 되지 않지만 몸이 소비하는 전체 산소의 약 25%나 소비한다. 산소가 희박한 지역에서 두통이 생기고 머리가 무겁게 느껴지는 이유는 바로 뇌에 산소유입이 잘 안 되기 때문이다.

충분한 산소의 공급은 저하된 집중력을 향상시켜 안정된 상태에서 발생하는 뇌파인 알파파의 발생을 많아지게 한다.

산소를 충분히 흡입한 집단과 그렇지 않은 집단에서 기억력이나 주의력테스트를 한 결과, 산소를 충분히 흡입한 집단의 점수가 훨씬 높았다는 연구결과는 산소가 뇌의 활동을 활발하게 해준다는 단적인 예이다.

1) 숲 속 공기

새들의 지저귐은 아기가 사람을 부르거나 엄마를 부르는 소리의 음파와 비슷하고, 날갯짓의 표현은 아기의 손가락 움직임과 흡사하다는 것이다. 소리학습을 깨달음에 있어 자기 스스로 내면의 세계를 바라보면서 반성을 한다면 마음이 가벼워진다.

자연과 생태계의 힘은 알면 알수록 경이롭다. 자연에 귀를 기울이면서 생활에 활력소가 될 수 있는 프로그램에 대해 과학적 접근을 시도하며, 소리는 파장에 따라서 엄청난 효과를 증폭시킨다. 조직사회에서 상사에게 꾸중을 들을 때 순간 감정의 주파수는 육체에 내면적으로 어떤 영향을 줄까.

이것이 보이지 않는 스트레스성 질병이라고 한다.

산소량은 매분 약 250ml이며, 이산화탄소의 배출량은 약 200ml나 된다고 하나 단위시간에 생산되고 소비되는 산소와 이산화탄소의 양은 세포의 활동 여하에 따라 현저한 차이를 나타내기도 한다. 이와 같이 생체 내 조직세포의 신진대사 작용에 필요한 산소를 흡입하고, 대사의 최종산물인 이산화탄소를 배출하면서 에너지를 생성하는 과정을 호흡이라고 한다. 호흡에는 크게 2단계의 과정이 있다.

① 외기와 폐포 사이의 가스교환

② 폐포와 혈액 사이의 가스교환

이러한 과정 아래에서 산소는 폐포에 있는 공기로부터 혈액으로 이동하는 반면 이산화탄소는 혈액에서 폐포로 이동하게 된다. 사람의 폐는 10억 개의 폐포로 이루어져 있다고 한다.

성인은 분당 15회 호흡을 하는데, 1회 호흡량이 500ml이고, 1분당 호흡하는 양은 7,500ml이다.

와비공(external naris)의 입구에는 코털이 있어서 큰 먼지는 여기서 거르게 된다. 먼지가 호흡기를 통과하는데 10μm 크기 이상의 것은 비강에서, 10μm 이하인 것은 기관과 기관지에서, 0.3~2μm은 폐포에서, 0.3μm 이하의 먼지는 혈관을 그대로 통과하게 된다. 그래서 우리는 맑은 공기와 테르펜의 향을 마셔야 한다는 것이다. 가급적 공기 중에서도 미세먼지를 최대로 피해가면서 마셔야 한다.

우리가 일상생활에서 자신도 모르게 마시는 미세먼지는 혈액을 오염시키고 탁하게 만드는 주범이 될 수도 있다. 우리는 건강상식에서 좋은 음식을 먹는 것으로 건강하다고 착각을 하며 삶을 이어가는 듯싶다. 모든 에너지의 발생에는 기본 사이클이란 것이 있다.

(1) 산소를 잘 마시는 방법

① 조용하고 편안한 장소를 찾아 편한 자세를 취한다. 포근한 바닥에 편안히 앉거나 다리를 좀 벌린 상태로 힘을 빼고 서있는 것도 좋다.

② 두 눈을 살며시 감는다. 그리고 자신의 호흡을 의식한다.

③ 코로 숨을 깊이 들이쉬고 내쉰다. 고르게 숨을 쉬도록

노력하면서 이 동작을 반복한다.

④ 숨을 들이쉴 때는 배가 볼록해지고 횡격막이 팽창되도록 한다. 들이마신 숲의 깨끗한 산소가 몸의 구석구석 세포 끝까지 전달된다고 상상해 보자. 숨을 내쉴 때는 배가 꺼지도록 한다. 이때 몸 속의 이산화탄소 같은 노폐물이 함께 빠져나온다고 상상하자. 아울러 온몸의 근육이 풀리는 것도 느껴본다.

사람의 폐는 약 10억 개의 폐포로 구성되어 있으며 7,090m² 표면적의 40~50배로 성인은 분당 15회, 호흡 1회 호흡량이 500ml, 산소량은 250ml이며 이산화탄소 배출량은 200ml이라 하는데 숲 속의 테르펜류 화합물$(C_5H_8)_n$ 탄화수소로 모체의 테르펜 탄화수소와 같은 위력을 갖는 알코올 알데하이드 케튼 및 그 외에 유도체까지 포함하는 테르펜은 2-methyl butane 골격을 가지고 있다는 점이다.

불포화 탄화수소이고 이것은 이소프랜의 중합물로 생각되며 이소프랜 분자는 두미결합(頭尾結合)을 하고 있다. 이런 배향성을 이소프랜 롤이라 부르고 있다.

소나무 정유를 추출하여 분석하면 50여 종의 테르펜 성분을 함유하는 휘발성이 강한 모노 테르펜류가 나온다.

숲 속의 상쾌한 기분은 아침, 저녁 서늘하고 고요할 때일수록 더욱 쾌적함을 느끼는 것은, 공기유통이 빨라 상대적으로 느끼는 강도는 약하다. 숲이 깊을수록 효과가 크며 임상이 빽빽할수록 외부로 빠져나가기 어려우므로 인체에 미치는 영향이 높다 하겠다.

기본 환경조건은 원적외선 방사율 92%, 음이온 800~1,200개, 온도 21±℃, 에너지 1,000Kcal가 소모되므로 알맞은 임상조성이 필요하므로, 과학적으로 식생분포가 좋은 침엽수 임상이 좋다.

(2) 산소유리기와 항산화제

최근 의학계에서는 산소유리기(Oxygen Free Radical)라는 단어와 항산화제(Antioxidants)라는 용어가 빈번하게 사용되고 있다.

항산화제란 인체에 해악을 주는 유리기의 손상을 막아주는 작용을 돕는 영양소나 약초를 말한다.

일명 활성산소라고 부르는 산소유리기는 인체의 산화작용에서 생기는 부산물이다. 세포의 미토콘드리아에서 에너지를 생성할 때 산소가 전자 하나를 잃고 불안정 상태로 있다가 세포막에 있는 전자 하나를 자기 짝으로 채운다. 세포막에 전자배열상태가 흐트러지면서 손상을 받은 세포의 보호기능을 하는 막이 상실된 세포다.

일단 세포막이 깨어지고 보호기능을 잃게 되면 세포 내 에너지를 생산하는 미토콘드리아에서 생성되는 산소유리기들이 세포 내로 흘러들어가 보호기능이 상실된다. 세포재생과 유전정보 저장소인 DNA도 손상을 받아 세포가 암을 유발하는 원인이 되기도 한다.

다행스러운 것은 세포 내에 과산화물질 처리효소(SOD)라 불리는 성분이 있어서 웬만큼 생기는 활성산소들을 쉽게 제거해 준다는 사실이다. 하지만 이러한 해독효소(SOD)의 생성기능이 저하되었거나 해독능력이 떨어져 유리기를 띤 활성산소들이 체내에 증가하면 건강문제를 일으키게 된다고 본다.

U. S. 버클리의 부르스 에임스 박사는 인체의 각 세포 내에 있는 유전물질들이 산소유리기로 공격받는 횟수가 하루 동안 무려 1만 번에 이른다고 말하고 있다.

우리 몸은 사력을 다해 손상 받은 부위를 99.9%까지 수리를 해가고 있지만 조금씩 파손되어 결국은 사멸당하게 되는 것이다. 인체도 이러한 부산물이 피부 밖으로 나타나는 것을 볼 수 있다. 노인들에게 많이 나타나는 소위 "저승꽃"이라고 부르는 갈색반점들이다.

여성들도 햇빛에 오래 노출되어 활성산소가 많아지면 기미, 주근깨가 생기는 것을 볼 수 있다. 또한 산소유리기는 우리 몸의 근육과 신경, 모발, 피부 등을 만드는 단백질을 파괴시켜 피부를 쭈그러들게 하고 주름지게 만들고 있는 것이다.

체내 활성산소 증가요인은 흡연, 방사선 노출, 농약, 수돗물 소독제, 공해, 튀긴 음식, 세균감염, 자외선, 산화된 기름을 섭취할 때 등이다. 직 · 간접적으로 연관된 질환으로는 암, 백혈병, 심장병, 동맥경화, 중풍, 협심증, 고혈압, 류머티즘, 아토피성 피부염, 파킨슨병, 알츠하이머, 백내장, 비듬, 노화, 주름, 기미 등이 있다. 다행히 몸에는 악당들을 쓸어내는 역할을 하는 항산화제로 손상을 극소화시킨다. 그러나 흡연자들은 매일 유리기가 생성되므로 항산화제를 계속 복용해야 된다는 결론이다.

2) 숲 속 햇빛

나뭇잎 등 숲의 구성요소들로 인해 반사되어 비치는 간접햇빛이다. 숲 속의 햇빛이 주는 가장 큰 이점은 행복감을 느끼게 해주는 세로토닌의 분비를 증가하는데 도움을 주게 하고, 비타민 D를 우리 몸에서 합성시키게 해주는 역할을 하는 것이다. 또한 햇빛을 받는 양이 줄어들면 활력이 떨어지고 심신이 위축되어 기분이 가라앉게 되는데, 봄과 여름엔 생기가 돌다가 가을과 겨울엔 의욕이 없어지고 자꾸 외로운 감정이 생겨나는 이유가 바로 햇빛이 줄어들면서 우리의 몸과 마음에 영향을 주기 때문이다. 이런 현상이 심해지면 우울증으로까지 발전하게 된다고 한다. 실제로 광선용법은 다양한 범위로 활용되고 있는데 정신과적 치료뿐만 아니라 섭식장애, 학습장애, 황달, 피부의 여드름제거, 고혈압치료, 입원환자의 욕창치료 등에도 응용된다고 한다.

이 같은 햇빛의 다양한 효과는 햇빛이 가지고 있는 다양한 파장이 각기 다른 역할을 하고 효과를 나타내기 때문이다.

햇빛 속에 감추어진 색의 종류와 치유에 미치는 기능

색 종류	치유에 미치는 기능
적색	혈액순환계 촉진 충혈해소, 후각, 시각, 청각, 촉각, 미각자극, 교감신경계 활성화
주황색	신체적인 활력에 영향, 몸과 마음의 균형유지, 우울증 치료
노란색	신경강화, 사고자극, 운동신경활성화, 근육에 사용되는 에너지생성(단시간 위징계동에 쬐면 소화기능강화)
녹색	항균작용, 암세포 파괴
파란색	마음의 평화, 해독효과, 열맥박통증 감염효과(여드름, 황달, 관절염치료)
남색	마음을 평화롭게 하며 두려움과 억압에서 자유롭게 함 눈병과 귓병에 사용
보라색	정신질환증상 완화, 감수성 조절, 식욕억제, 백혈구 조성, 칼륨-나트륨 간 이온균형 유지

숲 속의 햇빛이 주는 치료효과 중 다른 하나는 비타민 D의 합성이다. 최근에 발표된 의학연구에 의하면, 햇빛에 의해 합성된 비타민 D는 면역력을 증대하며, 암을 예방하고, 심장병, 다발성 경화증, 류머티즘 관절염, 당뇨병, 치주염 등 각종 질병을 막아내는 면역력을 높이는 데 탁월한 효과를 준다고 한다.

(1) 자외선의 효능

- 결핵성 피부병(겨울철 발병)
- 비타민 D 콜레칼시페롤(cholecalciferol) 결핍은 아이들에 구루병, 성인에게는 골연화증을 발병시킨다. 햇빛에 의해 치료되기도 하지만 햇빛이 부족하면 악화되기도 한다.

(2) 살균제 기능

일광요법으로 치료되는 질병은 대장염, 빈혈, 방광염, 동맥경화, 류머티즘, 습진, 악성 여드름, 천식, 화상 등이다.

(3) 햇빛이 가진 치유의 힘

- 비타민 D 결핍으로 인해 뼈의 무기질이 과도하게 감소하면 뼈가 약해진다.
- 햇빛은 비타민 D 합성을 도와 혈압을 낮춘다.
- 심장의 혈액순환기능의 효율을 높인다. 심전도 수치를 개선한다.
- 고혈압 및 콜레스테롤 수치를 낮춘다.
- 체중감량을 돕는다.

• 마른 버짐을 치료한다.
• 성호르몬 분비를 증가시킨다.
• 천식 및 폐질환을 완화시킨다.
• 감정변화에 영향을 미치는 호르몬 솔리트롤 생성을 촉진시킨다.
• 매일 짧은 시간 규칙적으로 햇볕을 쪼이는 편이 건강에 유익하다.
• 일일 20~30분 정도가 적당하다.

3) 명 상

명상으로 마음을 다스리고 질병을 치료하는 사람들이 늘고 있다. 심혈관계 질환 · 각종 신경증 중에 자가치유 효과가 있다는 사실도 과학적으로 입증되고 있다. 물론 중증의 환자에겐 효과가 나타나지 않는다. 마음을 모아 생각을 바꿔보자.

인간의 생리기능에 미치는 영향에 대한 것으로 주로 고혈압 환자들을 대상으로 이뤄진다. 다른 하나는 심리상태의 변화나 정서적인 문제에 미치는 영향으로 불안장애, 공황장애를 가진 정신과 환자들의 증상을 다룬다. 이런 연구에서 명상의 치료효과가 과학적으로 입증되고 있다.

명상이 혈관을 확장하고 혈압을 낮춘다는 사실도 밝혀졌다. 미국 조지아 의과대학의 베론 바네스 박사는 명상으로 심장질환의 위험인자들을 다스릴 수 있다는 연구결과를 발표했다. 명상이 혈압을 낮춘다는 사실을 입증하기 위해 바네스 박사팀은 32명의 건강한 성인을 명상집단과 그렇지 않은 집단으로 나누어 심혈관 검사를 했다. 그 결과 휴식 동안에 명상을 하는 사람들의 수축기 혈압은 2.5mmHg가 감소했고, 명상을 하지 않는 사람들은 0.5mmHg가 감소했다. 베론 박사는 혈관저항이 줄어드는 것은 호르몬이 영향을 끼쳤기 때문으로 여긴다. 명상이 강력한 혈관확장제인 산화질소(nitric oxide)의 체내농도를 증가시킨다고 생각하는 것이다.

명상은 중독성 약물을 예방하고 중독자의 재활을 돕기도 한다. 또한 스트레스 관리에 효과적이며 불면증, 시험불안과 읽기장애 등을 보이는 아동을 치료하는 데 쓸모가 있다. 업무의 효율성을 높일 뿐만 아니라 자기실현 증진에도 효과가 있다고 한다. 어찌 보면 간단한 노력의 놀라운 성과다. 사람들은 마음이 편하고 집중이 잘될 때 뇌파의 파동이 느려진다. 반대로 뇌파가 높으면 마음이 심란해지고 에너지 소모도 많아진다. 물론 명상을 하면 뇌파가 낮아진다. 뇌파가 낮아지면 외부의식의 감각에서 벗어나 육체적으로 피로를 쉽게 극복하고 질병에 대한 예방능력이 생긴다.

(1) 느린 뇌파의 효과와 베타 엔도르핀 분비

명상은 두뇌 활성화에도 이바지한다. 뇌는 기분이 좋으면 베타 엔도르핀(endorphin)을 분비하고, 화가 나거나 심한 스트레스를 받으면 노르아드레날린(noradrenalin, 혈압상승제 구실을 하는 신경전달물질)을 분비한다고 한다. 명상을 생활화하면 혈당치가 억제되는 알파파 상태에 이르는 게 간단히 이뤄진다. 이런 효과는 상업적으로 이용되기도 한다. 뇌세포 활성화 장치를 통해 인위적으로 명상효과를 만들어내는 것이다. 자신의 의지가 절대적으로 반영돼야 한다.

프로그램을 맡고 있는 버리카셀리스 박사는 삶의 질을 향상시키고 증상완화를 돕는다는 사실을 증명했다. 환자의 고통을 줄이고 혈압과 심장박동 수를 감소시키는 것이다. 몸과 마음을 편안하게 해주어 치료효과를 높였다.

근육의 긴장이 풀리고 적혈구 대사가 느려진다. 동시에 호흡과 맥박 수가 감소하고 뇌혈류는 증가한다. 환자가 그것의 효능을 믿기에 치유력을 발휘하는 일종의 플라세보(placebo, 위약효과)로 인정하는 것이다.

명상기법의 종류 중 대지 위를 걸을 때, 발과 대지의 접촉에 집중한다. 지구에 입맞춤을 한다고 생각하라. 명상캠프에는 걷기명상, 앉은 명상, 누운 명상 등 여러 종류가 있어 신체요구대로 명상이 가능하다.

(2) 명상을 위한 기본 자세

명상의 뿌리와 기초는 자세이다.

① 다리

다리는 결가부좌 혹은 반가부좌를 하는 것이 좋은데, 결가부좌 혹은 반가부좌 자세는 매우 불편하다. 불편하면 한쪽 다리를(오래 앉아 있을 때 통증이 더 많이 느껴지는 쪽 다리) 접어서 발뒤꿈치가 성기에 가볍게 닿을 정도까지 당기고, 다른쪽 다리를 접어서 발뒤꿈치를 먼저 놓은 뒤꿈치와 일직선상에 놓는다. 오랜 시간 명상하기에 적합하다.

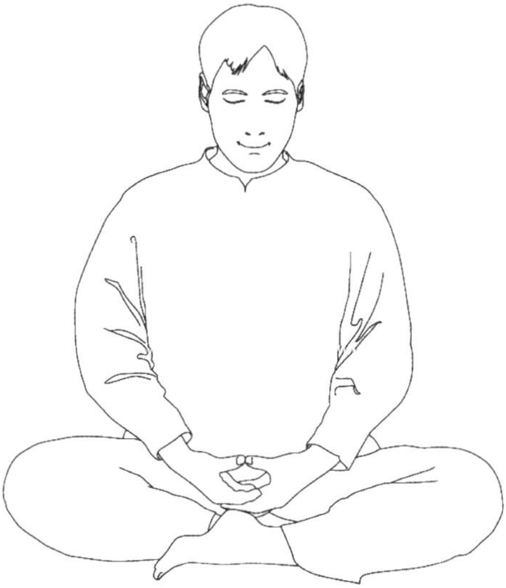

명상을 위한 기본 자세

② 팔

왼손을 아랫배 앞의 발 위에, 손바닥이 위를 향하도록 놓고 오른손을 그 위에 가볍게 얹어 놓는다든지, 양손을 양쪽 무릎 위에 손바닥을 위로 하여 가볍게 놓는다. 손은 단전 쪽에 가지런히 모으는 것이 좋다. 자연스럽게 내려놓는다는 기분으로 자세를 취한다.

③ 허리

허리를 곧바로 세우는 것은 명상에 있어서 가장 중요한 요소이다. 허리를 바로 세워야 몸과 마음의 중심이 잡힌다. 자연스럽게 허리를 곧바로 세우되 너무 지나치게 긴장되지 않도록 한다. 허리를 너무 앞으로 밀어서 명치가 압박되면 호흡이 자연스럽지 못할 수 있다.

④ 눈

눈은 전방 2~3m 정도를 바라본 상태에서 자연스럽게 감는다.

⑤ 턱

턱과 입 주변의 근육을 이완시킨다.

⑥ 혀

혀끝을 윗니의 뒤쪽에 가볍게 갖다 댄다. 침이 지나치게 많이 나오는 것을 방지할 수 있을 뿐 아니라 심리적으로도 안정된다. 이를 통해 몸전체의 기통로가 연결되기 때문이다.

⑦ 머리와 어깨

어깨에 힘이 들어가지 않도록 한다. 자리에 앉아 수평으로 정면을 바라본다. 이 상태에서 턱을 약간 잡아당기면서 전방의 2~3m 앞을 주시한다. 눈을 지그시 감는다. 이 자세를 가급적 명상시간 동안 유지한다.

자세를 잡았으면 아래 보기를 확인하며 점검한다.

- 좌우, 앞뒤 균형이 잘 맞는가?
  (허리를 왼쪽에서 오른쪽으로 천천히 돌리며 확인한다)
- 허리는 곧게 펴졌는가?
- 허리 위 상체의 긴장은 충분히 이완되어 있는가?
- 침을 삼켰을 때 목에 불편함은 없는가?
- 명치에 긴장감은 없는가?
- 전체적으로 편안한가?

4) 건강을 위한 요건

세계보건기구가 내린 건강의 정의는 '육체적, 정신적, 사회적 안녕상태'이다. 고대인들은 아픔을 없애는 것이 곧 병을 고치는 일이라고 생각하였다. 건강하게 장수한다는 것이 인생 행복의 근원이라고 할 수 있다. "재물을 잃는 것은 조금 잃는 것이요, 명예를 잃는 것은 많이 잃는 것이며, 건강을 잃는 것은 전부를 잃는 것이다"라는 말이 있다. 병이 생기지 않고 건강하게 살 수 있는가를 터득할 필요가 있다. 무엇을 먹으면 몸에 좋을까. 운동은 무엇을 하는 것이 몸에 가장 좋은가 등 이런 의문에 대한 답을 얻고자 인간은 끊임없이 고민한다.

건강에 중요한 생활습관에는 균형잡힌 식사와 규칙적인 운동이 필수라고 할 수 있다. 건강에 대한 이해와 지식을 바탕으로 개인의 생활습관을 개선해나가는 것이 최선의 건강 비결이다. 생활습관이란 구체적으로 금연과 금주, 운동, 올바른 식사, 숙면과 적당한 휴식 등을 들 수 있다.

- 아이가 생기면서 허리가 구부러지는 이유는 골격에 변화가 생겨서가 아니라 근육에 변화가 생겨서이다.
- 인체의 관절에는 가능하면 많이 움직일수록 좋은 부위와 움직이지 않고 안정시킬수록 좋은 부위가 있다.
- 요통을 근본적으로 치유하려면 잘못된 관절 사용과 자

세를 교정하는 것이 우선이다.

- 양식 화장실이 늘면서 자연분만이 어려운 임신부가 늘어나고 나이 들어 걸음이 부자연스러워지는 현상이 나타나고 있다.
- 복식호흡은 입이 아닌 코로 숨을 내쉬는 것이 관건이다. 또한 코호흡은 세균침입을 막아주고 면역력을 향상시킨다.
- 근력운동을 심하게 하면 근육통이 생기는데 이때의 근육통은 근육이 파괴되어서가 아니라 근육이 재생되면서 발생하는 통증이다.
- 나이를 먹으면 근육통이 늦게 나타난다. 나이가 듦에 따라 근조직의 회복속도가 더뎌지기 때문이다.
- 근력운동은 매일 하는 것보다 3일에 한 번씩 하는 것이 좋다.
- 무산소운동을 계속했을 때 분비되는 젖산은 다이어트 효과를 네 배로 올려주고 성장호르몬을 분비시키는 이점이 있다.
- 속근육이 단련되면 체온이 오르고 신진대사가 좋아지며 해독능력도 향상된다.

• 스트레칭은 밤에 목욕하기 전후로 하는 것이 좋고, 림프 마사지는 욕조목욕 중에 하는 것이 좋다.

5) 왜 저체온이 일어나는가

(1) 체온개선으로 젊고 건강한 삶의 회복방법

건강한 사람의 체온은 36.8±0.3, 즉 36.5℃에서 37.1℃ 사이이며, 피로나 통증과 같은 병적인 자각증상이 없다면 37℃는 미열이 아니라 건강체온이다.

저체온 현상은 스트레스다. 신체적 · 환경적 · 정신적이지만 일시적 스트레스와 몸에 해를 끼치는 만성적 스트레스도 있다.

건강을 위해서는 자율적으로 신경균형 · 호르몬 균형이 이루어져야 하며, 우리 몸은 교감신경과 부교감 신경, 자율신경이 교대로 지배한다. 호르몬의 균형관장은 부신이다. 부신은 세포가 손상을 입었을 때 코티솔이라는 호르몬을 분비함으로써 손상된 세포를 회복시키는 역할을 한다.

면역체계와 호르몬체계기능이 제대로 작동해야 스트레스를 해결할 수 있다. 체온이 정상이면 면역체계, 호르몬분비도 정상이 된다. 체온이 1℃만 내려도 면역력은 30%가 떨어진다. 저체온은 체내를 산화시켜 노화를 촉진하며, 신진대사가 둔해진다. 반대로 암세포는 35℃대의 저체온일 때 증식이 증가된다. 체온이 1℃만 올라가면 면역력은 500~600% 올라간다.

감기에 열이 나는 것은 체온을 높여 면역력을 올리는 인체본능의 방어반응이다. 1℃만 올려도 스트레스에 강해지고 병들지 않는 건강한 몸이 된다.

근육은 최대 열 생산기관이다. 남자보다 여자가 냉증이 많은 것은 근육이 없기 때문이다. 근육단련은 중력과 싸워 아름다운 몸매를 유지할 수 있다. 젊게 해주는 안티에이징(항노화)효과가 있음을 의미한다. 체온을 높게 유지하는 것만이 건강하고 아름답게 해주는 만능건강법이다.

1℃의 체온은 혈액을 원활하게 하고 효소작용을 활발하게 해준다.

(2) 내 몸의 냉기

혈관의 활력은 신체의 조직과 기관에 신선한 산소와 영양을 공급하고 탄산가스와 노폐물을 회수하는 일이다. 냉기는 말초혈관의 활력을 빼앗아 전신의 혈액순환을 악화시킨다.

냉기가 몸에 상주하는 상태가 냉증이다. 어깨결림, 생리불순 등 불쾌한 증상뿐 아니라 당뇨병, 심장병, 생활습관병, 암까지 모든 병을 유발할 수 있다.

냉기제거는 입욕이 가장 효과적인 냉기제거법이다. 심장부근은 37℃ 전후지만 발 부위는 31℃ 이하로 매우 낮다. 온도차를 가리켜 동양의학에서는 냉기라 부른다. 반신욕은 혈액순환을 개선시킨다. 천천히 목욕을 즐겨라. 건강을 위한 목욕은 반신욕이다. 전신욕은 몸에 가해지는 수압이 500kg이다.

수압은 혈관과 림프관을 압축시킨다. 한꺼번에 몰려드는 혈액은 림프액으로 인해 심장은 바빠진다. 수압의 부담을 줄여주기 위해서는 반신욕이 좋다. 하반신에만 수압을 가하면 발의 정맥에 흐르는 혈액을 부담없이 심장으로 올려보내기 때문이다. 뜨거운 탕은 역효과가 난다.

뜨겁게 느끼는 온도는 42℃ 이상이고, 33~37℃는 미온, 상쾌한 온도는 38~39℃이다. 적당한 온도에서 서서히 혈액이 몸 전체로 공급되는 시간은 약 20분 정도이다. 상반신이 붉은색을 띠고 이마에 땀이 배어 나오면 몸 전체가 데워진 신호다.

- 온열작용 : 혈액순환과 신진대사를 활성화
- 부력작용 : 욕조 안에서 손쉽게 재활훈련을 할 수 있다.
- 정수압작용 : 탕 안의 수압이 심장과 폐를 압박하므로 심장에 문제가 있으면 반신욕으로 바꾸어라.

6) 숲에서의 운동효과

서울대병원 건강증진센터 박민선 교수(가정의학과)팀이 한국인 남성 1만 8,700여 명을 대상으로 실시한 연구결과에 따르면, 체력이 약한 사람은 체력이 강한 사람보다 기본적으로 사망위험이 높다. 그러나 하루 30분 이상씩 일주일에 3회 이상 규칙적인 운동을 한다면 사망위험도가 상당히 떨어져 체력이 강한 사람과 비슷한 수준에 육박하는 것으로 조사됐다. 실제로 연구대상자들의 심폐지구력을 측정한 결과 최대산소섭취량이 23ml/kg/초 이상의 사람(강한 체력)은 22ml/kg/초 이하(약한 체력)인 사람에 비해 전체 사망위험도(사망자 숫자비율)가 42% 낮아졌다. 한편 숲에서 운동하는 것은 나무에서 내뿜는 방향성 물질인 피톤치드, 테르펜(140여 종이 존재), 음이온 등과 함께 인간의 체력과 건강증진에 크게 기여한다고 여러 학자들이 주장한다.

이와 관련된 배경을 좀 더 살펴보면 첫째, 숲 속에서의 운동은 방향성 물질과 함께 피로를 쉽게 회복시키고 인체의 질병이나 면역성과 밀접한 비만, 골격과 골격근의 강화에 더욱 긍정적인 영향을 준다. 또한 심혈관계의 기능이 향상되면서 충분한 양의 혈액이 신체 말단조직의 구석구석까지 전달되어 체력과 건강을 더 잘 유지시켜 주는 역할을 한다.

둘째, 이러한 방향물질과 함께 숲 속에서의 운동은 문명의 병이라 부르는 피부질환, 고혈압, 혈액순환, 천식 폐결핵, 혈액의 혼탁, 면역력 저하에 좋은 영향을 주기 때문에 각종 성인병(생활습관병)을 예방하고 치유하는 데 크게 기여한다.

셋째, 숲 속에서의 운동은 일차적으로 자연환경과 이러한 방향물질로 인하여 자율신경이 안정되고 이어서 지속적인 운동과 함께 다양한 베타 엔돌핀과 같은 신경내분비계의 물질이 생성되면서, 도시생활과 스트레스에 지친 마음의 상태를 안정시키고 우울증, 스트레스 등을 해소하여 정신건강에 긍정적인 영향을 미친다.

06

숲을 이용한 프로그램

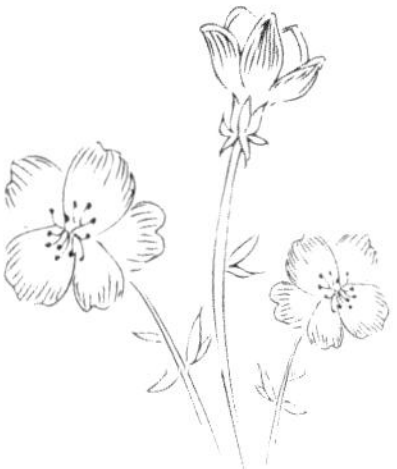

1 요법유형

1) 민간요법

민간에서 시행되고 있는 전승적 치료법, 기도, 부적 등 미신적인 것으로부터 약초를 사용하는 것 등 여러 가지 우리 의료문화는, 음지에서 전승된 생명문화가 치유라는 자연과 자연이란 문자를 합하여 숲 치유 혹은 자연치유라고 하며,

민속적으로 민간에서만 통용되고 전승·전래된 요법의 의술은 자격이 필요하지 않고 숲과 친구하며 숲이 주는 선물을 어떻게 유용히 이용하느냐와 인내, 신념에 의해 몸자태를 본래 인간으로 되돌리려는 의도가 숲 치유이다. 면역증대는 무속적 의료가 우리 민족과 기원을 같이 하며 민중을 대표하는 의료수단이었다. 단군신화에서 질병을 다스리는 법, 신인이었던 무(巫)가 펼친 의술이 의료문화의 참 모습과 현대의 자연치유 심신수련의 결과인 것이 우리 민족문화의 고유한 전통이자 핵심이다.

우리 민족은 오랜 세월 동안 사물의 이치에 따른 참의술을 나름대로 발전시켜왔다. 간장이 병들면 눈으로 볼 수 없고 신장이 병들면 귀가 들리지 않으니 병은 사람이 보지 못하는데서 생겨 사람이 모두 보는 곳에 나타난다. 깨달음의 지혜에서 나온 우리 의술의 치료방법은 복잡한 것이 아니기에 순리에 따른 자연적인 의술이며, 미리 막는 예방의학이다.

2 심신상관요법

1) 심리상담(카운슬링 테라피)

(1) 치유를 위한 심리적 접근

우리 몸에서 질병이 발생하는 원인은 다양하다. 그 이유에 대해서는 여기서 길게 설명할 필요는 없을 것이다. 다만, 여기에서는 생물학적이고 유전적인 원인에서 발생하는 질병보다는 심인성 질병 또는 인간관계와 개인의 심리적이고 정신적인 이유에서 발생하는 스트레스나 심리적 원인과 상관관계가 깊은 질병에 대해서 다루고자 한다. 물론 신체적인 원인에서 발생하는 질병일 경우도 심리적이고 정신적인 영향에 의해서 악화 내지는 완화작용이 있다는 것은 이미 밝혀졌다. 신체적 접근에서는 약물이나 수술 등의 생물학적인 방법으로 접근하며 여기에 보조적으로 정신 및 심리적 치료가 병행됨으로써 소기의 효과를 강화시키기도 한다.

신체적 접근에 반해서 또는 병행해서 현대인이 겪고 있는 많은 질병은 환경적 요인과 심인적 요인에 의해서 발생한다. 환경적 요인으로는 자연의 오염과 먹거리의 오염에 의한 것이다. 이러한 자연환경의 오염에 못지않은 사회환경의 오염도 심각한 수준이다. 현대사회가 가지는 속도전과 변화에 따른 부적응과 불안, 사회적 소외와 고립, 인간관계에서 오는 스트레스, 성공에 대한 압박감, 미래에 대한 불안, 의미상실과 가치상실, 우울증, 자살충동, 묻지마 폭력, 각종 중독현상 등도 지금의 시대를 살아가고 있는 모두가 피할 수 없는 환경이다.

개인 심리 내적으로는 이러한 스트레스에 더해서 가족 간에 미해결된 과제, 부부불화, 자녀와의 갈등, 개인의 발달과정에서 경험한 트라우마, 원가족에서의 부정적 경험 등이 각자의 심리 속에서 갈등과 스트레스, 더 나아가서는 심인성 질환의 원인이 되고 있다.

지금과 같은 환경 속에서 살아감에도 불구하고 이런 요소들을 스스로 처리해내고 활기차고 건강한 삶을 살아갈 수 있는 방법이 없는 것은 아니다. 이러한 과정에 전문가의 도움을 받는 것이 심리치료 내지는 심리상담이라고 할 수 있다. 인간은 열악한 환경에서도 살아남고 스스로의 건강성을 회복할 수 있는 힘을 내재적으로 가지고 있다. 바위틈에서 자라나는 소나무를 보면 감동을 받는다. 그와 마찬가지로 인간 모두의 생명 속에는 그와 같은 생명력과 힘이 잠재되어 있기에 그 힘을 회복하고 활성화시키도록 도와나갈 수 있다. 이러한 심리적 치유는 모든 질병에 직접적인 치유효과 내지는 촉진 및 완화 효과를 지니는 것으로 밝혀졌다.

상담과 심리치료의 효과는 세 가지로 대별될 수 있다. 첫째는 앞서 언급한 치료적 효과다. 질병의 치유 내지는 완화 또는 촉진의 효과가 있다. 둘째는 예방적 효과로 신체적 질병과 가족과 인간관계문제, 개인병리적 현상과 사회병리현상에 대한 예방적 효과를 지닌다. 셋째는 개선의 효과로 개인의 성장과 성숙의 촉진과 삶의 질 향상의 효과가 있다.

(2) 심리적 치유의 요소

심리적 치유는 상담과 치료를 실시해나가는 방법들이 접근법에 따라서 단계별로 고안되어 있다. 그러나 공통적으로는 몇 단계를 거치게 된다.

먼저 내담자와 관계맺기를 통해서 신뢰할 수 있는 분위기를 만들어나간다. 그 다음은 문제나 어려움에 대한 사정과 자료수집을 통해서 치료목표를 구체적으로 만들어서 상담해나가게 된다. 필요하면 장기적 목표와 단기적 목표를 정하기도 한다. 이런 상담을 통해서 얻을 수 있는 효과로 몇 가지를 들 수 있다.

환기의 효과로 자신의 문제를 안전하게 속시원히 털어놓음으로써 심리적 치유가 일어나며 문제를 객관화시키는 효과가 있다. 또한 전문가와의 상담을 통해서 문제의 명료화, 이해 증진, 문제해결능력 향상, 새로운 의미 발견, 재정의, 희망고취, 깨달음, 용서, 가치추구, 자신에 대한 가치발견이나 삶의 목적의식 회복 등의 효과가 있다. 심리적이고 정신적인 성숙과 함께 스트레스로부터 벗어나거나 부정적 영향력을 축소시키고 신체적인 건강성을 회복할 수 있도록 돕는다.

(3) 숲의 치유적 효과

인간은 자연의 한 부분으로 자연과 밀접한 관계를 유지하며 생명을 이어나가고 있다. 그러나 지금의 사회환경은 자연과는 유리된 채 시멘트와 벽돌로 포장된 도심 속에서, 인위적 환경 속에서 병들어가고 있다. 그러므로 도시를 떠나서 자연 속으로 들어와서 자연과의 조우를 통해서 본래적 생명력을 회복하게 된다. 복잡한 도시를 벗어나고 떠남으로써 물리적 거리감 형성과 함께 심리적 여유를 회복하게 되며, 얽매여 지내온 일상의 일들과 적절한 거리감과 조망권의 회복은 심리적이고 정신적인 여유를 만들어 준다.

여기에 더해서 자연이 제공하는 맑은 물과 신선한 공기는 생명력과 치유력을 활성화시키고, 치유적 인자(예를 들면, 피톤치드)들로 인해서 스트레스를 해소하며 자연치유를 촉진하게 된다. 또한 자연이 주는 선물인 미적 체험과 생명에 대한 경외신, 근원에 대한 외경심과 감사는 삶의 의미와 자신의 가치와 삶의 기회에 대한 의미를 재발견하도록 돕는다. 삶과 생명에 대한 외경심과 깨달음은 자연과의 교섭 속에서 더 자연스럽게 이루어지며, 용서와 깨달음, 성찰, 보편적 사랑에 대한 자각과 자기성찰이 이루어지며 비움과 새로운 채움을 통한 정화로 이어진다.

(4) 영성치료

심리치료의 한 방법으로 인간의 심리적이고 신체적인 치료를 넘어서서 생명 자체에 대한 경외심과 그 의미와 가치를 회복하며, 인간 속에서 도외시되고 있는 영적 존재로서의 인간의 모습을 인식하고 회복하도록 돕는다.

인간의 영적 측면에 대한 이해는 삶에서 초월의식을 제공하며 근원과의 연결과 소통 그리고 생명과 힘의 원천에 대한 이해, 이웃에 대한 봉사와 헌신, 의미추구를 통해서 영적 차원에서의 초월과 깨달음과 삶에 대한 새로운 자각과 비전을 제공한다. 자연적 질서와 피어나는 꽃과 수목을 보며 생명에 대한 새로운 인식을 하게 하며, 밤하늘에 빛나는 별을 보며 인간의 유한성과 절대적 질서와 우주적 존재에 대해서 다시금 생각해 보게 만든다.

각각의 종교에서는 인간의 영적 측면에 대한 추구가 좀 더 직접적으로 행해지고 있으며, 종교에 따라서 다양한 방법을 제시한다.

(5) 심리상담 프로그램의 종류

심리적 상담을 위한 프로그램은 다양하다. 특히 요즘은 대상에 따른 각종 전문 프로그램들이 개발되었다. 따라서 대상과 목적에 맞는 프로그램을 개별맞춤으로 구성해서 적용해나갈 수 있다. 대상집단에 따른 분류는 다음과 같다.

개별상담은 개인을 대상으로 실시하는 프로그램으로 한 개인의 심리 내적인 어려움을 덜어주기 위해서 접근하며, 정신분석적 접근과 행동주의적 접근, 인본주의적 접근 등의 방법을 사용한다. 집단상담은 비슷한 문제를 가진 사람들이 함께 모여 상담함으로써 서로를 통해서도 배우게 되는 효과가 있다. 그리고 개별상담에서 생길 수 있는 긴장감을 줄일 수 있고 문제의 보편성을 인식하게 된다. 집단상담은 성장집단, 치료집단, 참만남집단 등이 있다. 부부상담은 부부 간의 문제나 갈등을 해소하기 위한 접근으로 의사소통기법, 가족치료를 통한 상호작용의 개선과 부부체제 확립, 부부역할 수행이 원활해진다. 가족치료는 가족 간의 상호작용을 개선함으로써 병리적인 가족의 상호작용을 바로잡도록 하는 접근으로, 구조적 가족치료, 보웬의 가족치료, 전략적 접근치료, 해결중심 단기치료, 이야기 치료 등이 있다.

(6) 치유의 숲에서 활용할 수 있는 집단 프로그램

- 박물관을 이용한 예술체험과 치료 : 나만의 부채 만들기, 그림 완성하기, 색채요법, 미술치료, 콜라주, 종이접기 놀이, 흙놀이 치료
- 자연을 활용한 미적 체험과 원예치료 : 자연과의 대화, 나무 껴안기, 자신의 상징물 발견하기, 나만의 장소 찾기, 꽃과 식물을 이용한 자신 드러내기, 꽃꽂이, 나무심기, 드라이플라워 만들기

- 걷기, 명상 및 차문화 치료 : 명상, 참선, 묵언정진, 벗어나기, 비우기, 고요한 정점 찾기, here and now 체험, 자아성찰, 차 만들기, 차 대접하기, 다례를 통한 의식
- 독서와 글쓰기 치료 : 일기쓰기, 편지쓰기, 묘비명 만들기, 생애사 저술, 치유적 글읽기, 애송시 낭독, 애창곡 가사 음미하기
- 작업치료 : 숲에서의 작업과 일상생활의 작업을 통한 비우기, 정화하기, 침묵의 활용
- 가족치료 : 가계도, 생태도, 생육사, 동물가족화, 가계도를 이용한 놀이치료
- 숲에서의 치유의식을 통한 예식 : 치유의식과 거듭남의 의식

(7) 실시방법

- 예약을 통한 개인 및 단체 내방 및 접수
- 개별 및 집단 참여 프로그램 신청
- 비용지불과 계약체결
- 개별맞춤형 프로그램에 따른 전문가 배치
- 프로그램 참가 및 평가

신체적 치료 프로그램+개별맞춤형 상담+집단 프로그램 참여+치유적 섭식+환경적 효과+휴식+운동=통합적 접근을 통한 치유효과의 극대화

2) 미술치료

(1) 미술치료의 이론적 집근

① 개념

미술치료라는 용어는 1961년「Bulletion of Therapy」의 창간호에서 편집자인 Ulman의 논문에서 표현되었다.

미술치료는 교육, 재활, 정신치료 등 다양한 분야에서 널리 사용되고 있으며, 어떤 영역에서 활용되고 있든지 공통된 의미는 시각예술이라는 수단을 이용하여 인격의 통합을 돕기 위한 시도라고 Ulman은 진술하였다.

용어를 분석하여 '미술'과 '치료' 두 가지 의미로 해석할 수 있다. '치료'에 중점을 두는 것은 미술을 치료자와 환자 사이에서 전달된 상징적 회화이며, 정신분석적 정신치료법의 수단으로 주장하고 있다(naumburg).

다른 하나는 '미술'을 중시하는 입장으로서 예술을 창조하는 행위야말로 치료적인, 다시 말하면 마음이 병든 사람

을 재통합하는 데 현실과 공상, 의식과 무의식을 융합하는 예술이 적합하다고 보는 것이다(Kramer).

접는 방법이나 적용대상에 따라 정신적 · 법적 미술치료, 재활적 미술치료, 레크리에이션적 미술치료 등으로 나누기도 하지만, 미술치료는 결국 이미지 표출과정에 있어서 비언어적인 커뮤니케이션 기법으로써 우위를 차지하고 있다.

작업을 반복적으로 시행함에 따라 언어적 이미지와 시각적 이미지에서 살아오면서 지금까지 상실, 왜곡, 방어, 억제되어 있는 상황에서 보다 명확한 자기상, 자기 자신의 세계관을 재발견하여 자기동일화, 자기실현을 꾀하게 된다고 보는 것이다.

미술치료는 궁극적으로 심신의 어려움을 겪고 있는 사람들을 대상으로 하여 그들의 작업을 통해서 그들의 심리를 진단하고 치료하는 데 목적이 있다.

② 역사적 고찰

근원적인 뿌리는 선사시대로 거슬러 올라간다. 선조들이 자신들과 세계(환경)의 관계를 동굴벽화에 표현하고 심상으로써 실존의 의미를 추구하던 시대이다. 구체적인 심상은 알려지지 않는 것과 신비한 것, 말로 표현할 수 없는 것 등을 표현할 수 있었다.

오늘날 미술치료는 상징화의 중요성을 부각시킨 Freud와 Jung의 역할이 컸던 현대정신의학과 함께 성장해왔다. Freud는 특히 꿈 속에서의 상징적 심상으로 생생하게 표현되는 무의식의 개념을 발전시켰다.

Jung은 다양한 시대를 거치는 각기 상이한 문화 속에서 보이는 공통의 상징을 지니는 보편적인 무의식을 가정했다.

초기의 분석학적 출발로부터 발전해가면서 치료영역은 여러 가지로 나뉘어졌고, 환자 자신에게 책임과 의무를 부과하는 실존주의적 방향으로 선회하기도 했다.

고대 Russia에서는 개인과 우주 간의 간격을 연결하고 심상을 이용(Samanism), 의학에서는 건강이란 균형상태를 의미, 질병은 어떤 형태의 불균형을 의미했다(Tibctan).

1987년 Maragaret Naumburg는 환자에게 그리고 싶은 것을 그리게 하는 자발적 그림(spontaneous drawing)을 중시했다. 그 외 Edith Kramer는 1971년 주로 아동을 대상으로 미술작업과정을 통해 어떻게 자신의 갈등을 배설하고 파괴적 에너지를 전환시켜가는가를 주목하였다.

(2) 색채의 감정 연구

색채에 대한 감정은 지극히 개인적이고 주관적인 성질을 가지고 있다. 사람에 따라 색채에 대한 판단은 다양하다.

색채에 대한 감정을 크게 구별하여 색채 자체에 대한 감정, 기호감정, 색채 상징성 감정 등으로 나누어 볼 수 있다.

색은 '보는 일' 에서 비롯된다. 빨간불, 노랑꽃, 파란 하늘은 시지각(視知覺)을 언어로 나타낸 것이 색이다. 이것을 Color perception(시지각)이라고 한다.

문화적인 향상과 더불어 색채에 대한 안목도 높아지고 컬러 TV의 등장과 함께 현란한 색의 환경 속에서 살게 된 현실이지만, 색채이론의 응용과 보급은 선진국에 비해 턱없이 뒤떨어져 있다.

색채학은 크게 물리적, 생리적, 심리적 부분에서 학제적(interdisciplinary) 연구가 종합된 것이며, 응용도 주관적인 배색의 문제에서부터 객관적인 측색과 공학기술 및 색채관리 등 여러 부문에 걸린다.

그림상담에 있어서 색은 물리적인 원인분석으로 시작되는 과학보다 우리가 평소 경험하는 지각적 현상으로 보다 쉽게 접근할 수 있다.

① 색채의 분류

표면색, 면색, 공간색, 조명색, 광원색

② 색채언어의 심리적 의미

어린이의 그림 속에서 어린이의 정서생활의 성질이나 그 표출의 강도를 특히 잘 반영하는 것이 색체이다.

그림 속에 나타나고 있는 특정적인 색채는 그때의 아동의 강한 정서를 나타내는데, 충동적인 어린이는 색채에 강한 흥미를 보인다. 충동적이고 정서적인 생활에서부터 비교적 자기통제가 잘 된 생활로 옮아감에 따라, 즉 적응행동으로 변화해감에 따라 색채에 대한 흥미는 줄어든다.

남아에 비해 여아들이 색채에 관한 흥미가 강하고 또 오래 지속된다.

색채의 특징이 있는 아동에 비해서 선이나 형에 더 많은 관심을 보이는 아동은 자기방어를 하려는 경향이 더 강하고, 또 외부의 사물에 대한 관심이 강하며 감정적이라기보다는 이지적인 행동을 보이는 경향이 더 두드러지게 나타난다.

색채는 감정과 관계가 깊다고 볼 수 있다.

③ 아동화의 진단방법과 구도의 의미

색채는 인간의 감정을 대신하는 일종의 언어이다. 아동이 사용하는 색채의 진단적 해석의 타당화를 위하여 인성검사와 함께 세밀한 가정환경조사가 끝난 후에 개인진단을 실시하여야 하며, 아동화에 있어서 구도나 형태의 연구가 동반되지 않은 색채진단은 자칫 '생사람 잡는 일'이 될 수도 있으므로, 그림 분석자가 어떤 한두 개의 공식만 가지고 그림을 분석하려 드는 것은 위험한 일이며, 특히 그림 분석자가 개인의 지각색과 기호색을 혼동해서는 안 된다는 점을 밝혀두고 싶다.

또한 표준색상에 맞는 크레파스나 물감을 지속적으로 사용하여 색을 분석해야 하고, 다른 심리자료의 보완으로 진단하고 속단은 삼가야 한다.

그림 속에 색채는 반드시 다른 분석기준들과 종합적으로 다루어야 한다는 것이다.

(3) 미술치료가 심리적으로 변화하며 안정을 찾는 과정

미술작업을 통해 환자로 하여금 자기를 통찰하고 자기를 중심으로 가깝고 먼 것이나 결합과 분리, 유사성과 차이점,

감정, 특정한 속성, 가족의 생활환경 등을 표현하게 되므로, 개인과 집단의 성격을 이해하며 도와주는 것이 미술치료의 목적이기도 하다.

미술치료는 위기치료와 같은 특정 목적을 위해서도 활용할 수도 있지만, 은퇴노인이나 요양시설의 노인을 대상으로 하며 여생을 정리하는 데에도 도입할 수 있다.

은퇴노인은 의존적이고 무능한 것처럼 대우를 받는다면 노인들의 저하되는 자아 자존감을 주체할 수 없을 것이다.

이러할 때 미술치료는 지나온 인생을 수용하고 현실생활을 만족하게 하고, 미래에 다가올 죽음을 수용하고 현실생활을 만족하게 하고, 긍정적인 시선으로 바라볼 수 있게 하는 것이 노인을 대상으로 하는 미술치료이다(한지를 이용).

1980년 Wadeson은 미술치료의 장점을 다음과 같이 요약했다.

① 미술은 심상의 표현이다.

② 미술은 방어가 감소된다.

③ 환자가 만든 어떤 유형의 대상화를 통해서 치료자와

환자 사이에 하나의 다리가 놓여진다(눈으로 볼 수 있고, 손으로 만질 수 있는 치료).

④ 미술은 자료의 영속성이 있어 회상할 수 있다.

⑤ 미술은 공간성을 지닌다. 미술표현은 문법, 통사론, 논법 등의 언어규칙을 따를 필요가 없다. 공간 속에서 연관성들이 발생한다.

⑥ 미술은 창조성과 신체적 에너지를 유발한다.

⑦ 증거가 된다.

▶ 아사리 아스시의 색채언어의 심리적 · 생리적 의미

	번 호	색 명	심리적 · 생리적 의미	발견자
색채 술어	1	하양	경계심, 실패감	아사리
	2	검정	공포심, 어머니의 히스테리	
	3	빨강	불만, 비난, 공격	
	4	오렌지	애정의 극도의 결핍	
	5	노랑	애정 요구	
	6	고동	욕구, 식욕, 물욕	
	7	초록	허약, 피로, 비애	
	8	파랑	의무감, 복종, 순종	
	9	보라	질병상해와 그 영향	
	10	분홍	마음이 아프다, 열등감	아사리 · 후지다
	11	회색	불안	아사리

	12	검정, 빨강	어머니의 꾸지람, 부재, 사망	고도
	13	검정, 노랑	아버지의 꾸지람, 부재, 사망	아사리 · 와타나베
	14	검정, 고동	극도의 애정 부족, 도벽	아사리 · 하세가와 · 고도
	15	검정, 파랑	체념, 심술, 나쁨	아사리 · 고도
	16	검정, 초록	반목, 학대, 계모	아사리 · 후지다
	17	검정, 보라	어머니의 병적 히스테리	아사리
색채 술어	18	검정, 하양	공포심	아사리
	19	빨강, 파랑	질투심, 부러움	가가와
	20	빨강, 초록	성적 관심	아사리
	21	파랑, 오렌지	불결, 우둔	아사리 · 하세가와
	22	파랑, 노랑	걱정, 근심	아사리
	23	보라, 하양	부상, 실패감, 가해 죄악함	아사리 · 나가오까
	24	보라, 빨강	출혈, 월경	아사리
	25	보라, 노랑	질병상해 시의 고독감	아사리

(4) 그리기, 만들기를 통한 자아 만족감

① 그림 완성하기 – 집단치료(인원 5~7명)

소정의 용지에 선을 그려넣고 여러 가지 형태를 이용하여 그림을 완성하게 한다. 각자가 내면 속에 있는 것을 그려넣을 것이고 상담 중에 각자의 생각을 듣도록 하고 연계하여 나간다. 남의 의사도 존중하게 되고 내 생각도 접목해가도

록 하게 된다. 그 외 여러 기법으로는

- 자유화법 : 제재나 방법을 내담자 스스로 결정하여 그리게 한다. 색, 선, 공간, 내용을 분석한다.
- 과제화법 : 과제물을 미리 주고 내담자가 자기 속에 내재된 상상화를 그리게 한다. 이상행동에 대한 내면의 욕구와 그 욕구를 저지하는 압력을 잘 알 수 있다.
- 묘사화법 : 그림을 제시하고 똑같이 그리게 하는 방법이다. 눈과 손의 협응력, 뇌손상 문제, 정서적 문제들을 파악할 수 있다.
- 협동화법 : 자발성의 정도, 경험의 표출, 협동성, 그리는 위치와 내용, 그림순서, 주의력 등을 관찰하여 분석한다.
- 나무그림 그리기 : 진단에 많이 사용. 나무는 내담자의 성장에 대한 요구, 질병상태 등이 나타난다(한국판 검사도구가 개발).
- 집, 나무, 사람(H, T, P) : 역동성과 내면의 세계를 반영
- 가족화와 동적 가족화
- 학교 생활화, 친구화
- 테두리법

• 난화 게임법

• 역할 교환법

• 풍경 구성법

• 화살표 그리기법

• 감정차트 만들기

② 원예소계(집단)

• 나무그림 분석 : 나무가 특정 인물을 상징하기도 하며 그 사람에 대하여 갖고 있는 감정과 욕구를 나타내기도 한다. 시간이 걸려도 그림을 사용하는 것은 언어적인 이해가 아니고 시각이라는 감각을 통한 체험과 그림을 그리는 사람의 동작, 민첩한 운동성, 비구조화된 검사에 직면했을 때의 태도, 과제를 수행하면서의 저항이나 열의, 의존적인 욕구, 충동성, 긴장, 불안정을 관찰할 수 있기 때문이다. 나무그림은 거부감이 적다. 기록이 남아서 발달이나 치료과정을 검토하는 데 참고할 수 있다.

• 줄기와 수관부의 비교 : 자기의 충실감, 공허감을 볼 수 있다.

• 안전조작 : 잎, 줄기, 열매의 균형

③ 콜라주 기법 – 한지 찢어 붙이기

거부의 감소, 분노의 표출, 희망에 대한 상징을 다양하게 활용할 수 있다. 표현이 쉽고 그리는 것보다 정확한 감정전달이 쉬우니 선택할 수 있는 사전매체가 많아야 한다. 자기 감정을 나타내고, 가족이나 친구에게 말하고 싶은 것, 타인에 대한 느낌표현, 문제의 예방, 대책방법 등을 표현할 수 있다.

은퇴노인에게는 큰힘들이지 않고 손끝을 놀리고 표현하는 것이 장점이라 할 수 있다.

3) 국선도와 정기신 3단전 호흡

(1) 건강을 찾는 국선도

① 국선도(國仸道)

우주를 하나의 나라(國)로 보고 사람(人)과 하늘(天)이 상통(通)하는 대자연의 길(道)을 국선도(國仸道)라고 한다.

② 역사와 유래

가. 우리나라에서는 수천만 년 전부터 신선사상이 전해져 왔으며 옛 중국에서도 신선(神仙)을 우리나라에 와서 찾으려 했다.

나. 경천사상과 태양숭배사상을 가진 우리 선조들이 하늘의 밝은 기운을 받아들이려고 하늘과 가까운 높은 山에 올라가 명상과 깊은 숨쉬기를 하던 것에서 유래한 것으로 고대 신관(神官)들이 입산수도하였다. 그 산을 신산(神山)이라 숭상하였고, 산에 들어가 수도하는 자를 신선(神仙)이라 하였으며, 이런 전통에서 신관(神官) 아닌 사람도 입산하여 선(仙)의 도법을 닦으며 기인(奇人)적인 선인(仙人)이 되었다.

다. 다만, 이러한 어려움에도 고증의 기록을 찾으면 다음과 같다.

- 1971년 백제 무녕왕릉(武寗王陵)비에서 출토된 동경면(銅鏡面)에는 다음과 같은 기록이 있다.

  "尙方作意 大好, 上有仙人不知老 渴飮玉泉 飢食棗壽 如金石兮"

- 「삼국사기」 속의 최치원의 난랑비 서문(鸞郎碑 序文)에 "國有玄妙之道 日 國有 說敎之源 詳備仙史 實乃包 三敎"

라. 삼국시대 이후로 山中에서 비전으로 無雲(본명 朴奉岩, 淸州 출신), 靑雲(본명 李松雲, 安東 출신)도인(道人)의 대를 이어 靑山(본명 高漢水, 水原 출신)仙師께서 12世부터 20여 년 간 도법을 전수받고, 1967년(師傅任) 명을 받아 세상에 보급되면서 단전호흡이 알려지게 되었다.

마. 靑雲道人께서 靑山仙師를 세상에 보내시며 山中에서 비전으로 전해온 이 소중한 도법을 변형됨 없이 그대로 세상에 펴도록 당부하셨다. "내가 가르쳐준 모든 것을 바꾸면 안 된다. 순서를 그대로 하고 그 정신에 벗어나면 못쓴다. 조금이라도 벗어나면 다른 거야."

(2) 국선도 수련의 목적

단전수련(丹田修煉)법은 山中 수도자의 기본으로 세 가지 목표가 있어 서로 상대적인 관계로 그 어느 하나라도 단독으로 이룰 수 없는 특성이 있다.

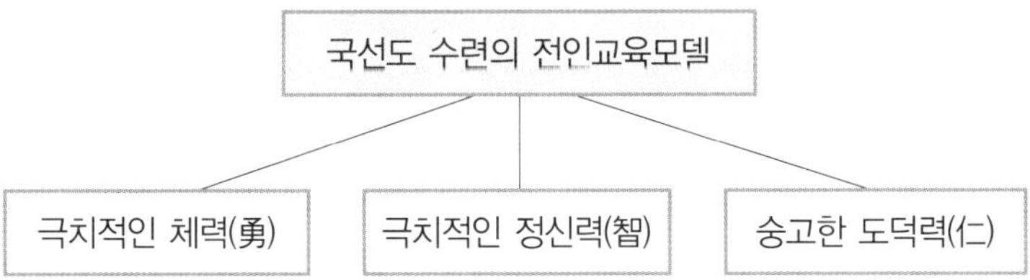

수련하고자 하는 것이 선도요 단리의 목적이다. 전인적인 수련으로 智, 仁, 勇을 갖춘 의로운 인간으로서 선인의 경지까지 들게 하는 것이다.

(3) 국선도 수련방법

- 조신(調身) : 지극히 고르게 몸을 이완시킨다.
- 조심(調心) : 마음을 고요한 경지에까지 이르게 한다.
- 조식(調息) : 호흡이 안정되고 고른 숨을 쉬게 한다.

몸과 마음을 고르게 하여 조화로운 경지에 이르면 숨이

깊어지고, 심신이 건강하고 안정된다.

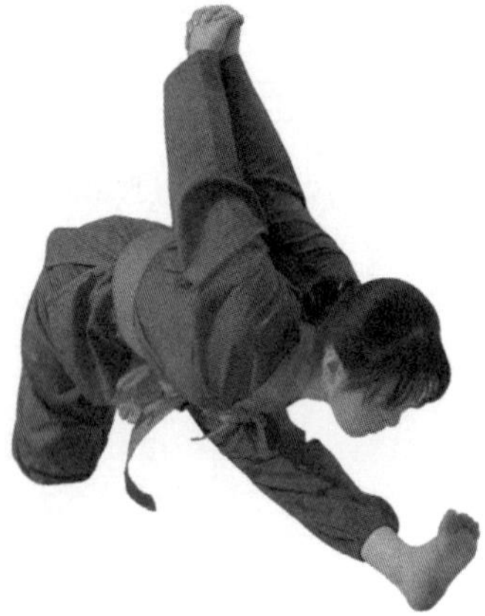

국선도 수련원리는 丹理이다. 국선도는 단리와 역리로 구별할 수 있으며, 단리 속에는 음양오행과 의학적 사상이 내포되어 직접 인간 생명체에서 자연적으로 작용하는 수련원리이다. 즉, 단리는 인체의 음양오행의 역리와 정기신의 원리가 포함된다.

(4) 수련체계

陰 = 正覺道(中氣, 乾坤, 元氣) ——— 肉體的
+
陽 = 通氣法(眞氣, 三合, 造理) ——— 精神的

合 = 仸道法(三淸, 無盡, 眞空) ——— 合實

(5) 정기신(精氣神) 3단전(三丹田) 호흡

• 하단전의 정(精)

하늘의 기운인 靑氣와 몸 안의 음식물 섭취로 얻은 기운인

穀氣가 모인 하단전자리를 말한다. 정의 자리는 의식이 집중되어야만 기운이 형성된다(精充).

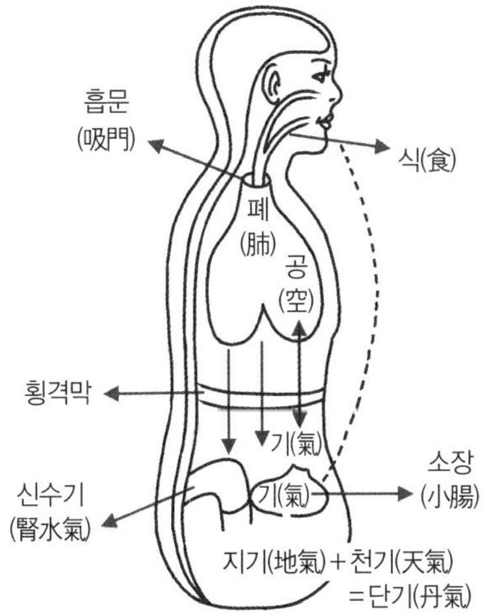

• 상단전의 기(氣)

하단전에 정이 충만하면 그 기운이 등줄기를 타고 온기가 머리로 올라가며, 맑은 기운을 느낄 수가 있다. 이렇게 되면 상단전은 기운이 壯해진다(氣壯).

• 중단전의 신(神)

상단전의 감각적 기능이 맑은 기운되고 의식이 올곧고 원만한 상태가 되면 가슴으로 내려와 중단전의 신을 明과하게 한다(神明).

신이 명해지면 인간이 바라는 평안의 세계에 다다르는 것이며, 몸과 마음의 일체를 이뤄나가는 것이다.

(6) 국선도 수련의 일반적 효과

① Stress-Free – 스트레스 제로

육체적 피로는 골반에, 정신적 피로는 어깨에, 심리적 피로는 가슴에 쌓인다.

② Energetic Power – 지치지 않는 힘

기운이 뱃심과 뒷심, 허리심을 강화시켜 생명력을 증진시킨다.

③ Free From Diseases – 질병예방

대부분의 고질적인 성인병도 수련을 통하여 크게 개선될 수 있다.

④ Orthodox Breathing – 정통 단전호흡

적극적으로 기운을 양성하는 호흡법을 체계적으로 배울 수 있다.

⑤ Differentiated Stretching – 차별화된 스트레칭

뼈와 근육, 심리적 작용과 기운의 흐름을 중심으로 한 스트레칭이다.

⑥ Intense Concentration – 집중력 향상

집중력은 몸과 마음으로 지극정성 호흡을 할 때 생기는 힘이다.

⑦ Spouting Creativity – 샘솟는 창의력

창의력은 집중력과 유연한 사고(뇌신경 이완으로 인한)의 산물이다.

⑧ Beautiful Body – 아름다운 몸

調身 · 調心 · 調息으로 심신이 가볍고 아름다운 몸을 지니게 된다.

⑨ Environment Of Inter-units – 함께 하는 수련환경

열성을 가진 지도자, 든든한 道友, 그리고 쾌적한 수련장이 있다.

⑩ Vigorous life – 활력 넘치는 행복한 삶

선도 명상수련으로 활력 넘치는 행복한 삶을 기대해도 된다.

(7) 수련 기본 프로그램

구 분	자 세	시 간
기혈유통법 (준비운동)	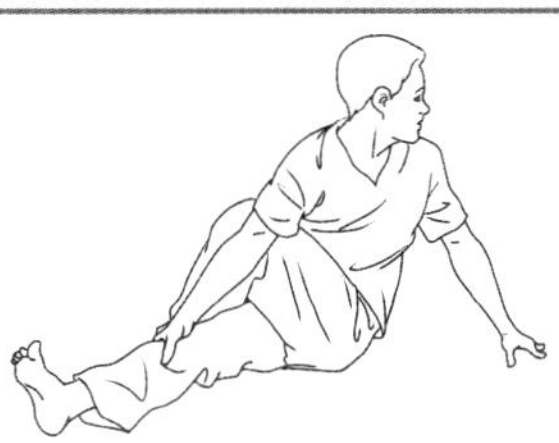	17분

구 분	자 세	시 간
단전호흡(행공) (정각도)	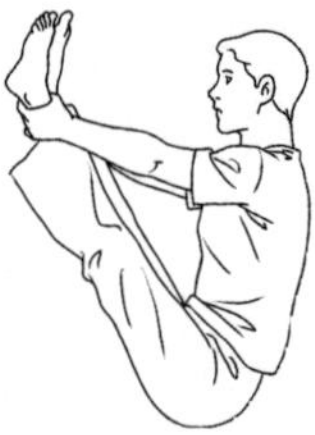	40분
전신유기법 (정리운동)	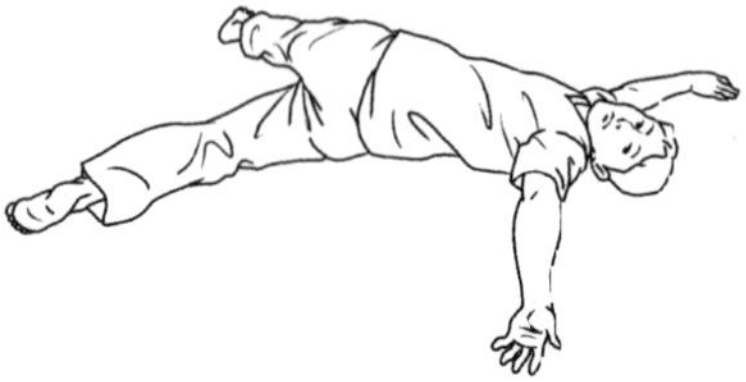	20분
장부강화운동	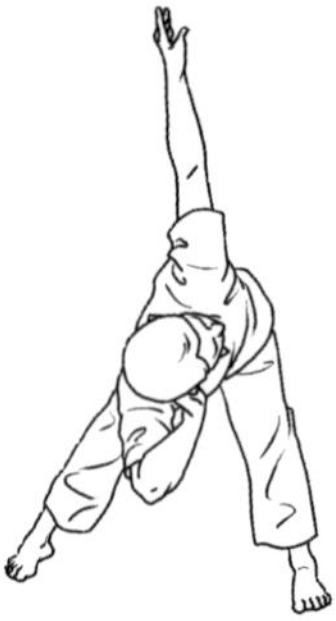	5분
말정리운동 (체력강화)	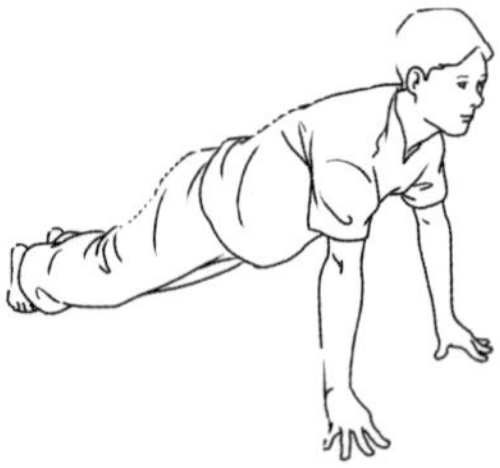	5분

〈수련 후의 변화〉

수련의 변화에는 정상적인 변화와 비정상적인 변화가 있다. 그렇다면 어떠한 것이 정상변화가 되며 어떠한 것이 비정상적인 변화인가를 밝히겠다.

하루에 1시간 20분이라는 수도에도 정신적 · 육체적 변화가 발생하게 된다. 또한 변화의 차이도 여러 형태로 다양하다. 소리를 지르거나 몸을 몹시 떠는 사람, 손을 흔드는 사람, 돌단자리가 더운 사람, 시원한 사람 등 일정하지가 않다.

그 이유는 수도의 원리와 방법의 차이, 음체와 양체의 차이, 체질의 차이, 연령의 차이, 무병과 유병의 차이, 수도자의 성심과 성의로 얼마나 하였느냐의 차이 등 수없이 많은 차이가 있는 것을 볼 수 있다.

그러나 그 많은 변화를 다 밝히는 것도 중요하겠으나 다음에 밝히기로 하고 우선 일반적으로 대개 나타나는 현상 가운데에서 수도자가 알고 있어야 할 점을 밝히려 한다.

① 정상적인 변화현상

• 수도를 하고 나면 기분이 상쾌하다.

- 몸이 경쾌하고 유연하다.
- 몸이 가볍고 발걸음이 가볍다.
- 잠이 잘 오고 깊은 잠에 든다.
- 대 · 소변이 순조롭고 소화가 잘 된다.
- 시장기를 느끼고 식사량이 는다.
- 트림이 자주 나고 방귀가 나온다.
- 손과 발에 윤기가 나고 덥다.
- 맥박이 고르고 정상적으로 뛴다.
- 몸에 병이 있는 자는 스스로 좋아진다.
- 돌단자리가 더워지며 진동한다.
- 돌단자리가 시원하며 진동한다.

여기에서 시원하면서 진동이 오는 자는 양체이고, 더워지며 진동이 오는 자는 음체인 것이다. 그리고 양적 체질은 시원하거나 찬 기운을 느끼고 설변을 보는 수도 있으나 그것은 비정상적인 변화가 아니라 정상적인 변화로서, 장부의 노폐물을 몸 스스로 제거시키는 것임을 알아야 한다.

그리고 특별한 체질을 가지고 있거나 질병이 있다고 하여도 성심으로 수도하면 중기단법에서도 단열을 느끼고, 진동을 하고, 마음은 맑고, 몸은 건강하며, 질병이 자연히 나아지기도 한다. 그러나 처음 시작부터 무리하게 하는 것은 금하고 각자에 따라 알맞게 한다. 뿐만 아니라 스스로도 자기의 몸에 알맞게 하는 것도 중요한 것이다.

② 비정상적인 변고현상

- 횡경막 근처가 답답하고 아프다.
- 명치가 묵직하고 소화가 안 된다.

이러한 증상은 단전호흡이 아닌 복식호흡으로 힘을 무리하게 주고 한 까닭으로 일어난 것이므로 올바른 돌단자리 숨쉬기를 지도받고 수도를 하여야 하며, 과일이나 공복에 소금물을 조금씩 마시면 이러한 두 가지 비정상적 변고는 사라진다.

- 기분이 불쾌하고 짜증스럽다.
- 머리가 아프고 눈에 피로가 돈다.
- 몸이 노곤하고 매사에 의욕이 없다.

원인은 수면부족이거나 갑작스러운 충격을 받게 되거나 근심을 많이 하거나 잡념을 가지고 수도하면 그러한 현상이 일어난다. 이러한 때는 충분한 휴식과 산책이 좋으며, 여러 사람과 만나 즐거운 시간을 갖는 것도 좋으며, 잡념이 심하면 선도주를 계속하여 암송하는 것도 좋다.

- 좀 나아지는 듯하던 질병이 다시 나빠지는 수가 있고,
- 옛날에 앓고 난 병이 다시 도지는 수가 있다.

이는 병의 재발이 아니라 근치의 변화과정으로 알아야 한다. 얼마간 계속 수도하면 절로 나아진다. 다소의 병균이 남아 있다가 사라지는 변화과정인 것이다. 수도장은 결코 병원은 아니다. 그러나 수도의 효과로 자연치병(自然治病)이 될 뿐이므로 선인을 말하기를 이도이치병(以道而治病)이라 하여 도로써 병을 치료하는 것이 의자의 도리라 하였던 것이다.

(8) 마음으로부터 나타나는 병리현상과 관리법

① 병리적 측면에서 본 마음

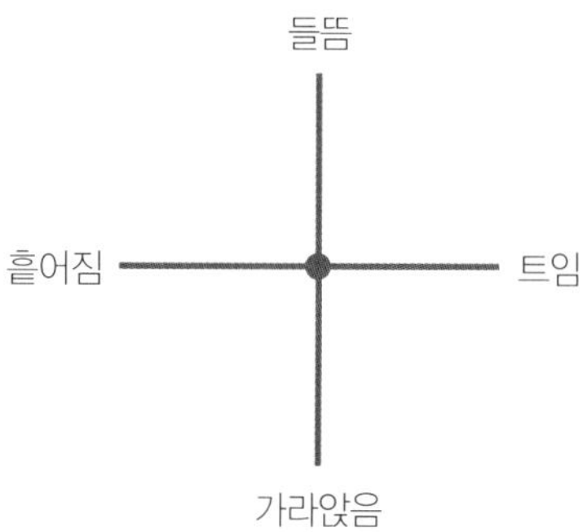

1. 마음이 가라앉거나 들뜬 상태
2. 마음이 트이거나 흩어진 상태
3. 마음이 모아지거나 맺힌 상태

② 마음의 상태에 다른 병리현상

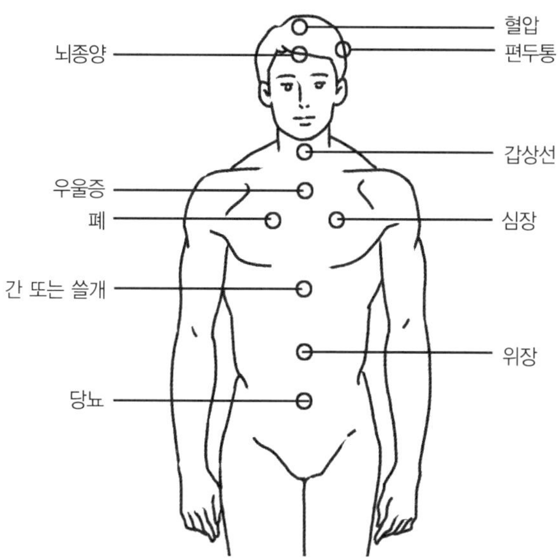

(9) 마음에 따른 국선도 수련

① 몸과 마음의 관계

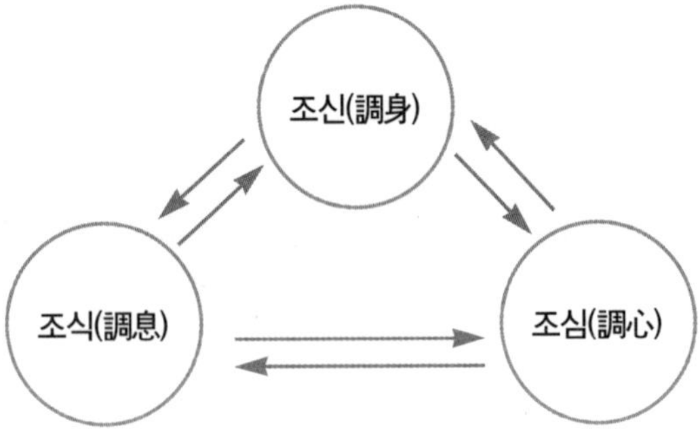

조신과 조심의 관계	• 조신이 잘되면 마음이 몸에 끄달리지 않음 • 조심이 잘되면 몸이 뭉치지 않음
조신과 조식의 관계	• 조신이 잘되면 호흡이 원활해짐 • 조식이 잘되면 몸 속의 근육이완이 잘됨
조식과 조심의 관계	• 조식이 잘되면 마음이 들뜨거나 흩어지지 않음 • 조심이 잘되면 기력의 양생이 원활해짐

② 조신(調身)

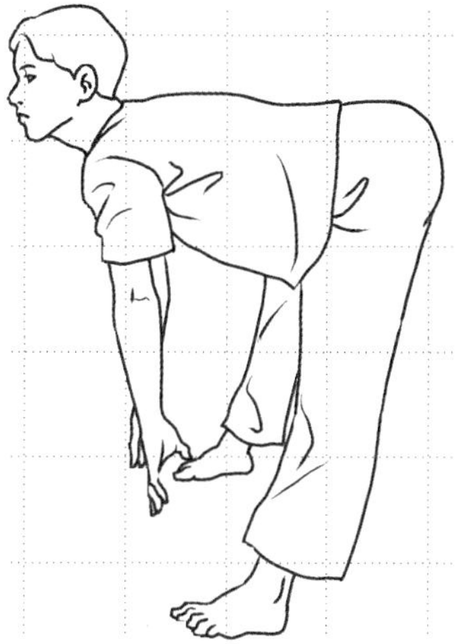

- 동작 파악 관점 : 뼈, 근육, 심리적 작용, 기운의 흐름의 관점에서 파악함
- 중심원리 : 몸무게의 중심을 발에 둠. 상체가 가벼움
- 균형원리 : 전후좌우상하에 힘의 쏠림을 없앰
- 유연성 : 몸 구석구석 근육을 풀어줌[예 목 디스크, 어깨(오십견), 허리, 신경통, 퇴행성 관절염, 다리 쥐남]

③ 조심(명상)과 몸의 관계

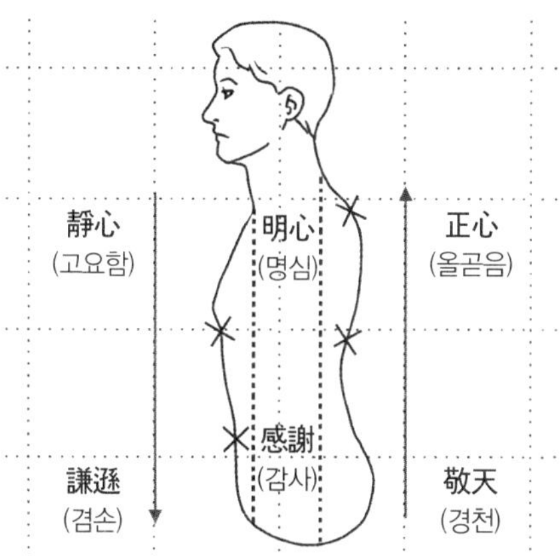

1. 靜心(정심)

1) 위치에 따른 3단계 호흡상태

① 흉식호흡 ② 복식호흡 ③ 단전호흡

2) 깊이에 따른 3단계 마음상태

① 겉에는 중압감 ② 가운데는 부푼 마음 ③ 뒤에는 맺힌 마음

(예 스트레스, 업, 죄, 에고, 상처)

자율 부교감 신경이 응축된 것을 풀어준다.

3) 정심을 유지하는 태도 : 謙遜(겸손)

4) 효과 : 마음이 고요한 만큼 여유와 평안이 온다.

마음은 곧 숨의 자리를 의미한다고 볼 수 있다.

마음이 축 늘어지면 골반이 휜다. 마음을 추스리라.

2. 正心(정심)

1) 위치에 따른 3단계

① 느슨한 마음 ② 열린 마음 ③ 트인 마음

2) 위치에 따른 근육상태

① 골반과 허리근육 풀림

② 등판근육 풀림

③ 어깨와 목근육 풀림

3) 정심을 유지하는 태도 : 敬天(경천)

4) 효과 : 마음이 올곧은 만큼 키가 거인처럼 커져 심리적 얽매임이 사라져감

5) 차이 : 허리에 힘이 하나도 들어가지 않고 펴짐. 세우는 데는 어느 정도 힘이 들어가게 됨. 들떠서 맺히면 응축, 기혈순환이 안 됨. 마음을 늦추고, 맺힌 부위를 어루만져라.

3. **明心(명심)**

1) 긍정적 마음 : 따뜻함, 밝음, 부드러움의 기작용
   부정적 마음 : 차가움, 어둠, 딱딱함의 기작용(예 암)
2) 따뜻하고 부드러움은 생명의 속성이고 원리이다.
3) 명심을 유지하는 태도 : 感謝(감사)
4) 효과 : 마음이 밝을수록 안정감과 기쁜 마음

④ 조식(호흡)

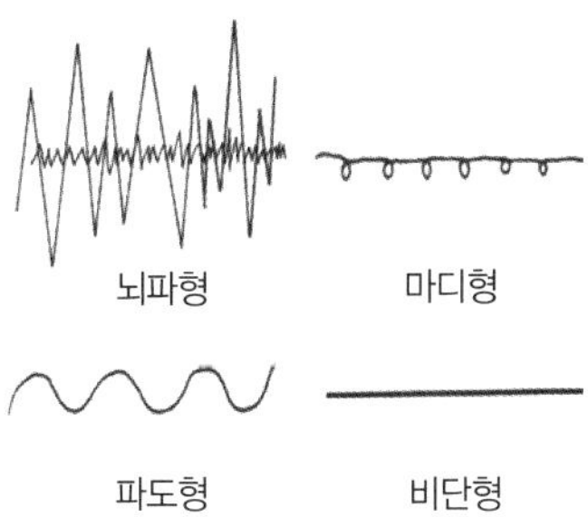

1. 뇌파형 : 초조하고 불안한 상태
2. 마디형 : 심리적으로 위축되고 강박된 상태
3. 파도형 : 마음이 들뜬 상태
4. 비단형 : 마음이 올곧고 편안한 상태

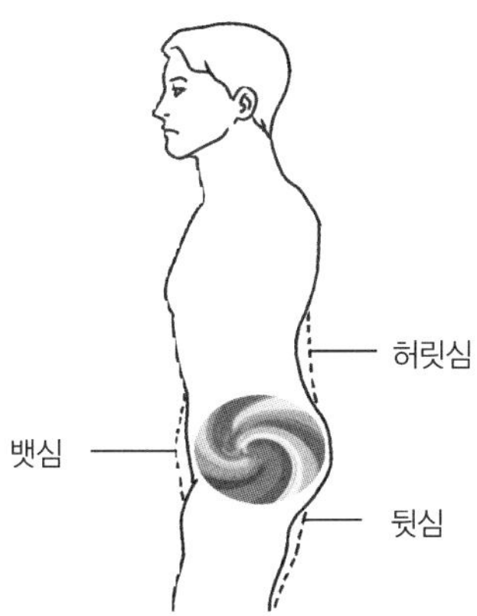

1. 精 = 米(땅 기운) + 靑(하늘 기운)
2. 뱃심 : 아랫배에 탄력이 있고 힘이 있음
   - 심리적 : 용력, 추진력, 모험정신
   - 신체적 : 대장, 소장, 직장운동, 콩팥기능 활성화, 대 · 소변의 순조로움
3. 뒷심 : 대퇴부에서 발끝까지 뻗치는 힘

- 심리적 : 책임감, 인내력, 지구력
- 신체적 : 신경통, 무릎(퇴행성 관절염), 정맥류, 골다공증, 무좀, 다리에 쥐가 나는 증상 등이 개선됨

4. 허릿심 : 허리에 힘이 생기고 등판까지 펴지는 힘
   - 심리적 : 뜻, 꿈, 희망, 포부, 기상이 서리게 됨
   - 신체적 : 디스크, 등, 허리통증, 등판의 경직, 어깨 뻐근함, 오십견 통증에 효과적임

(10) 정기신(Spirit + Mind + Body)의 통일

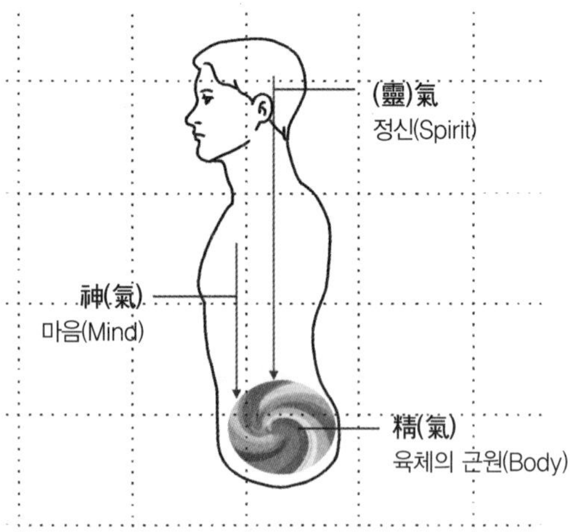

① 개념

- 정기신 통일은 정신통일의 원형이다.
- 정기신 통일은 그 수준만큼 생명력이 충만해진다.

• 인간의 생명력(기운)의 소모작용은 思言行(사언행)이다.
  - 생각은 천 갈래 만 갈래로 오만가지
  - 마음은 多言(다언)과 감정의 출렁임이 12번 변함
  - 육체는 과도한 운동과 sex로 기운 소모
• 생각 따로, 마음 따로, 행동 따로, 조화적으로 점차 통일됨
• 中은 思言行의 적절한 조절을 의미[예 중용(中庸), 중도(中道)].

② 통합방법

• 정신을 단전에 두고 호흡을 놓치지 않음으로써 잡념을 줄임
  - 마음을 단전에 두고 호흡에 일치시킴으로써 마음을 가라앉힘
• 정신력 강화는 호흡에 몰입함으로써 진폭이 커지고 집중력이 향상
• 마음은 가라앉는 것과 모아지는 것이 다름
  - 적극적 기력의 증강은 마음이 가라앉아 모아짐에 있고 묵직한 기운을 수반함

- 육체에는 단전에 기운이 충만하면 단전에 기운이 도는 현상이 나타남
  - 더욱 기운이 쌓이면 온몸에 퍼져 스며듦
  - 더더욱 넘치면 기운이 온몸에 흐르는 현상이 나타남
- 우주생명원리에의 동참

③ 생명력의 복원(건강차원)

- 머리가 맑아짐
  - 뇌세포 피로해소
  - 뇌신경의 유연성
  - 뇌열해소 : 사고가 가지런해짐(즉, 조리가 생김)
- 마음이 밝아짐
  - 상처치유 : 싱그러움, 해맑음
- 육체가 가벼움
  - 기혈 소통 원활 : 기운이 충만(각종 근육통 사라짐)
- 자기 자신의 주인
  - 잡념에 끄달리지 않음(무념무상)
  - 감정에 흔들리지 않음
  - 육체적 욕구에 휘둘리지 않음

(11) 기화기공(氣化氣功)

① 기화법(氣化法)

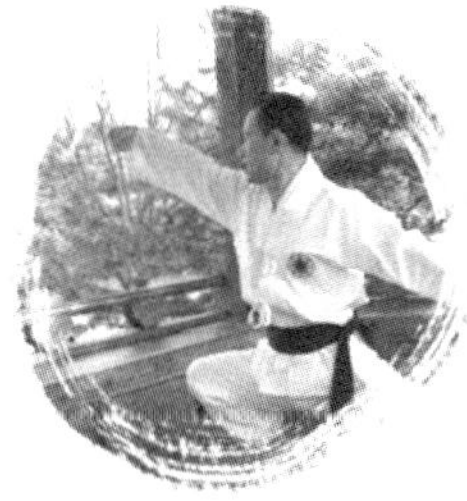

내기전신행법(內氣全身行法), 천화법(天化法), 오공법(五功法)은 장부를 중심으로 내기를 강화시키는 전신운동요법이라 할 수 있다.

② 입단행공(立丹行功)

호흡에 맞춰 단전의 기운을 전신으로 운기시키는 동작 수련법으로, 선 자세에서 모든 동작이 이뤄지므로 하체의 근골을 발달시키고 상체의 긴장을 풀어주는 효과가 있다.

③ 건강장수기공(健康長壽氣功)

- 전체적으로 몸의 활력을 증강시키고 젊음을 유지하고, 노화(老化)를 지연시키는 효과가 있다.
- 하체근육의 고른 발달과 골반의 틀어짐을 바로잡아 골다공증과 좌골신경통의 예방과 치료에 효과가 있다.
- 허리와 척추를 바르게 하고 강화하여 당뇨와 디스크 등 허리, 척추질환의 예방과 치료에 효과가 있다.

- 정신집중능력을 향상시키고 치매를 예방한다. 중년층과 수험생에게 좋다.
- 정력(精力)을 강화시켜 활기찬 생활을 할 수 있다.
- 전체적으로 몸의 자세를 바르게 하여 생명력을 높이는 효과가 있다.

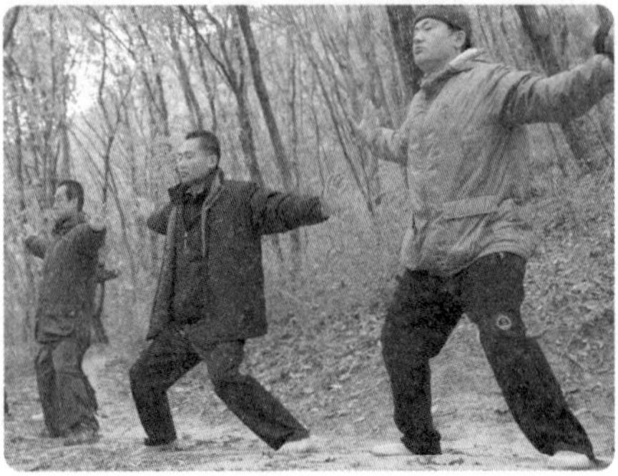

④ 공법의 특성과 수련의 요점

- 동작에 따라 들이마시고 내쉬는 숨을 구별하고 동작의 시간과 맞추어 호흡의 능력을 높여 생명력의 질을 향상시킨다.
- 각 동작은 바르고 가급적 크고 천천히 하여 몸의 끝부분까지 기혈이 통하고, 동작을 통하여 신체의 틀어짐이 교정되도록 한다.

• 모든 동작을 하면서 자극이 있는 부분에 의식을 집중하여 교정의 효과를 크게 한다.

• 수련자의 건강 정도와 상태를 감안하여 각 동작을 2~5회 선택하여 수련함으로써 수련시간을 5~30분으로 조정하여 수련의 효과를 높일 수 있다.

• 각 자세를 수련할 때 욕심을 부리지 않으며, 매일 조금씩 향상되도록 목표를 세워 최소한 6개월 정도의 수련을 통하여 완전한 자세가 되도록 노력한다.

3 생물학적 요법

1) 식보다 우선하는 양생은 없다

옛날에 훌륭한 왕이나 통치자는 전쟁이 일어나기 전에 그것을 피할 방도를 강구하여 필요한 조치를 취했듯이, 깨달음을 얻은 사람들도 질병이 발생하기 전에 그것을 예방함으로써 질병을 물리쳤다.

(1) 약선 음식의 개념

약선이란 질병을 예방하고, 치료하고, 노화를 방지하고, 체력을 강화하기 위한 필요에 따라서 생겨났는데, 동양의학과 음식이론이 서로 융합되어 약재와 식품을 적절히 배합 및 조리하여 모양, 맛, 향, 색이 잘 어우러진 것이 약선 음식이다.

(2) 약선 절기 음식이란?

자연계의 모든 생명은 4계절 24절기와 관계가 밀접하다. 특히 우리나라처럼 사계절이 뚜렷한 나라에서는 더욱더 중요하다고 할 수 있겠다. 그러므로 사람은 천지를 벗어나서 생존할 수 없다는 천인상응의 법칙이 존재한다.

인체의 오장육부, 사지, 구규, 피부, 근육 등 모든 조직들의 기능활동은 4계절 24절기의 영향을 받지 않는 곳이 없으므로 약선요법으로 만드는 필요한 음식을 섭취하고, 대자연과 물질교환을 하여 인간의 무병장수에 도달하고자 하는 음식이다.

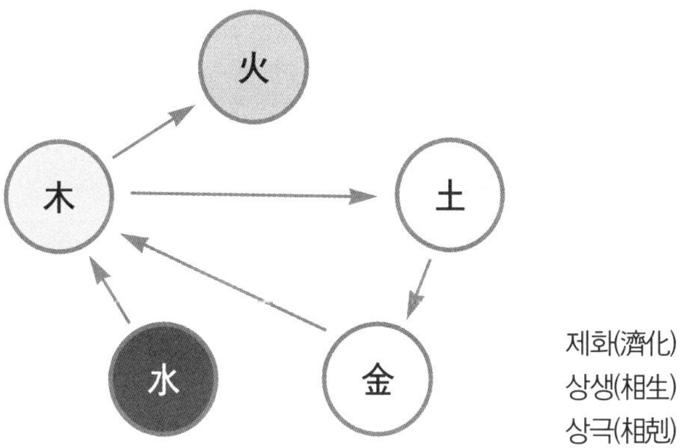

(3) 약선의 추세흐름

미국, 채식 · 생식 이어 '면역강화식' 바람

노화방지 성분 다량 함유 "항균효과" 음료도 불티,

전문 레스토랑까지 생김

미국에서 채식과 생식에 이어, 면역강화(immunity-enhancement) 음식이 대세가 되고 있다고 뉴욕타임스가 2002년 보도했다.

'면역강화 음식'이란 비타민과 노화방지 성분을 잔뜩 넣은 음식이다. 로스앤젤레스의 경우 각종 면역강화 음식을 취급하는 레스토랑이 줄줄이 생기고 있다.

비벌리힐스의 베트남 음식점인 크러스테이슨은 메뉴의 몇몇 음식 옆에 면역강화 음식표시를 해놓았다. 할리우드의 M카페는 면역을 강화할 뿐 아니라 건강을 증진시키는 음식을 제공한다고 선전한다. 점심 때마다 땅콩 드레싱을 덮은 케일 샐러드와 면역강화 햄버거를 먹기 위해 고객들이 북적거린다.

심지어 노화방지제를 섞은 보드카를 파는 술집도 등장했다. 철성분과 비타민 C가 듬뿍 든 버섯, 철과 아연 성분이 많은 레몬잎, 오이를 갈아 섞은 야생 연어용 소스, 마늘, 붉은 양파 등은 면역강화 음식을 자랑하는 식당들이 자주 사용하는 식재료다.

식품업계에서도 지난 수년간 면역강화 제품이 새 주류(主流)로 자리잡았다. '잠바(Jamba)주스'가 면역강화 보조제를 첨가하면서 인기를 끌자 수많은 경쟁음료들이 생겨났다. 비타민을 섞은 음료 '에어본' 은 항균효과가 있다는 주장에 불티나게 팔리고 있다. 요플레나 그린 자이언트 등 식품업체들은 찔레열매 등을 섞은 면역강화제 제품을 내놓고 있다.

뉴욕타임스는 "점점 많은 사람들이 건강을 중요하게 생각하게 되면서, 면역체계가 건강한 삶의 토대라는 사실을 인식하기 시작했다"고 평가했다.

TIME 紙 선정, 몸에 이로운 10대 음식

1. 토마토 : 붉은 색을 내는 성분인 리코펜은 강력한 항암성분. 비타민 C도 풍부해 감기와 스트레스에 대한 저항력을 높여준다. 특히 다른 야채나 과일에 비해 칼로리가 낮아 다이어트에도 좋다.

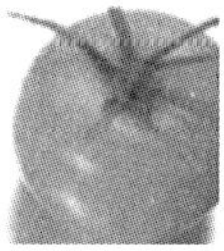

2. 시금치 : 뽀빠이가 시금치를 괜히 먹은 게 아니다. 시금치에는 여자들에게, 특히 필요한 칼슘과 철분이 많고 섬유질이 풍부해 포만감을 주는 다이어트 식품이다. 데친 시금치 나물은 한 접시에 겨우 40Kcal
3. 견과류 : 땅콩, 호두, 잣, 아몬드 등에 들어 있는 비타민 E는 콜라겐 생성을 도와 피부를 아름답게 만들어 준다. 일주일에 2~3회, 땅콩 20알 이상 먹어야 눈에 띄는 효과가 나타난다. '먹는 화장품' 인 셈이다.
4. 브로콜리(또는 양배추) : 슬포라판, 인동 등의 성분이 들어 있어 유방암, 대장암, 위암의 발생을 억제한다. 섬유질과 베타카로틴이 풍부해 식욕을 억제

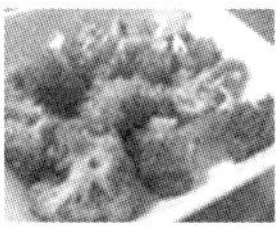

시키는 다이어트 식품이다.

5. 귀리(또는 보리) : 베타글루칸이라는 수용성 식이섬유가 포만감을 느끼게 하고 몸에 해로운 콜레스테롤을 배출시킨다.

6. 마늘 : 알리신과 스코르진 등은 강력한 항균물질로 식중독과 바이러스의 침투를 막는다. 또한 혈액순환을 원활하게 해 심장질환을 예방한다.

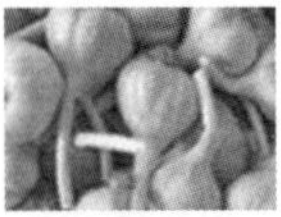

7. 녹차 : 폴리페놀은 발암물질의 침투를 막고 특유의 떫은 맛은 위장운동을 활발하게 해준다. 녹차를 많이 마시는 아시아 지역에서는 위암 발생률이 현저히 낮다.

8. 적포도주 : 자줏빛을 내는 색소는 항암물질이 있는 것으로 알려져 있다. 와인의 떫은 맛을 내는 탄닌성분은 몸에 유익한 콜레스테롤을 활성화시켜 동맥경화를 예방한다.

9. 연어(또는 고등어) : 오메가3 지방산은 콜레스테롤을 낮추고 관절염을 예방하는 데 탁월한 효과가 있다. 특히 고등어는 오메가3 지방산(일명 DHA)이 연어의 2배. 이 성분은 기억력과 학습능력을 높이고 노인성 치매도 예방해 준다.

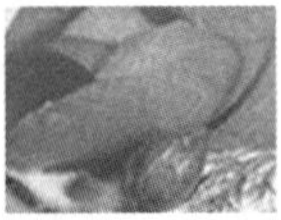

10. 블루베리(또는 가지) : 보라색을 내는 안토시안 색소는 심장병을 예방하고 바이러스와 세균을 죽이는 효과가 있다. 가지의 보라색도 같은 효과가 있다.

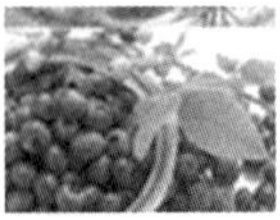

(4) 약선이 왜 필요한가?

운동성 없는 정자 … 한국 20대 남성들 '비실'

20대 남성 정자 운동성 5년째 WHO 기준 미달

우리나라 20대 초반 젊은이들의 정자(精子)가 비실대고 있다. 정자 숫자에는 문제가 없지만, 활발하게 움직이는 건강한 정자가 뚜렷하게 감소하는 현상이 5년째 이어지고 있다. 전문가들은 사람의 생식기 계통을 주로 공격하는 환경호르몬의 영향 때문으로 보고 있다.

연세대 의대 한상원 교수팀에 따르면 2006년 4~11월 서울시내 모 대학교 학생 102명을 상대로 정액검사를 실시한 결과, 정자의 '운동성(motility)' 비율이 평균 40%대 후반에 머물렀다.

운동성은 전체 정자 중 난자까지 헤엄쳐 도달할 수 있는 건강한 정자의 비율을 뜻하는 것으로, 세계보건기구(WHO)는 50% 이상이어야 '정상'이라고 판단한다.

20대 남성 정자는 1999년부터 3년 동안 평균 66~83%의 운동성을 보이다 2002년부터 40%대 후반으로 뚝 떨어졌고, 2006년까지 5년 연속 WHO의 '정상' 기준을 밑돌았다.

한 교수는 "운동성 감소는 남성 불임(不妊)의 주요 원인이 된다는 점에서 매우 심각하게 받아들여야 할 문제"라고 말했다.

- 보존제 : 세균의 성장을 억제하여 식품의 부패나 변질을 방지 → 肝에 악영향, 발암성
- 살균제 : 식품을 살균 → 피부염, 고환위축, 발암성, 유전자 파괴
- 산화방지제 : 산소에 의한 지방이나 탄수화물 식품의 변질을 방지 → 발암성
- 착색제 : 식품의 색을 보기 좋게 함 → 肝, 혈액, 콩팥장애, 뇌장애, 발암성
- 발색제 : 식품의 색을 선명하게 함 → 肝癌, 빈혈, 호흡기능저하, 급성구토, 발한, 의식불명
- 탈색제 : 식품의 색을 하얗게 만듬 → 기관지염, 천식, 위점막자극, 신경염, 순환기장애
- 감미료 : 설탕의 수백 배 효과로 단맛을 냄 → 소화기장애, 콩팥장애, 발암성
- 화학조미료 : 식품의 맛을 강화 → 뇌혈관장애, 성장호르몬, 생식기능, 갑상선장애
- 팽창제 : 빵이나 과자를 부풀게 함 → 카드뮴, 납 등 중금속 중독
- 안정제 : 고체와 액체가 분리되지 않도록 결합 → 중금속 배출을 방해

① 불노주

• 사원질려(沙苑蒺藜) : 일반명 남가새, 편경황기(扁莖黃芪, 선황기, 선땅비수리)

- 효능 : 보신고정(保身固定), 양간명목(養肝明目)
- 주치병증 : 유뇨(遺尿), 소변빈삭(小便頻數), 간신부족(肝腎不足), 유정조설(遺精早泄), 요슬산통(腰膝酸痛), 요혈(尿血), 목혼불명(目昏不明), 백대(白帶)
- 성미 : 감(甘), 무독(無毒), 온(溫)
- 작용부위 : 간(肝), 신(腎)
- 금기 : 상화치성(相火熾盛)하거나 양강이거(陽强易擧) 소변불리자(小便不利者)의 경우에는 기(忌)한다.

• 음양곽(淫羊藿)

- 효능 : 강지(强志), 익기(益氣), 견근골(堅筋骨), 거풍제습(祛風除濕), 보신장양(補腎壯陽), 조양익정(助陽益精)
- 주치병증 : 요슬무력(腰膝無力), 갱년기고혈압증(更年期高血壓症), 반신불수(半身不遂), 양위불거(陽痿不擧), 풍습비통(風濕痺痛), 소변임력(小便淋瀝), 근골연급(筋骨攣急), 사지불인(四肢不仁)

– 이명 : 삼지구엽초(三枝九葉草), 선령비(仙靈脾), 천량금(千兩金), 강전(剛前), 방장초(放杖草)

– 성미 : 무독(無毒), 신감(辛甘), 온(溫)

– 작용부위 : 간(肝), 신(腎)

• 의이인(薏苡仁)

– 효능 : 거풍(祛風), 소종(消腫), 하기(下氣), 행수(行水), 살우충(殺疣蟲), 건비삼습(健脾滲濕), 보폐청열(補肺淸熱), 제비지사(除痺止瀉), 청열배농(淸熱排膿)

– 주치병증 : 장옹(腸癰), 습비구련(濕痺拘攣), 소변불리(小便不利), 비허설사(脾虛泄瀉), 수종각기(水腫脚氣), 편우(扁疣), 폐옹(肺癰)

– 성미 : 감담(甘淡), 무독(無毒), 양(凉)

– 작용부위 : 비(脾), 위(胃), 폐(肺), 신(腎)

– 금기 : 대변조결자(大便燥結者)와 소변단소(小便短少) 및 인한전근(因寒轉筋), 비허무습자(脾虛無濕者)는 복용을 기(忌)하고, 잉부(孕婦) 또한 복용을 금(禁)한다.

• 양요자(羊腰子) 약용부위 콩팥

- 효능 : 보신(補腎), 익정수(益精髓)
- 주치병증 : 신허노손(腎虛勞損), 이롱(耳聾), 유뇨(遺尿), 요척냉통(腰脊冷痛), 족슬위약(足膝痿弱), 이명(耳鳴), 소갈(消渴), 양위(陽痿), 활정(滑精), 빈뇨(頻尿)

  이명 : 양신(羊腎)
- 성미 : 감담(甘淡), 온(溫)
- 작용부위 : 신(腎)

② 새우매생이탕

왕새우살 100, 마른매생이 20, 파 5, 후추 1, 조선간장 3, 참치액젓 5, 청 · 홍 땡초각 1개

1. 매생이를 찬물에 불려서 깨끗이 손질을 하여 물기를 뺀다.
2. 새우를 손질하여 살만 준비한다.
3. 냄비에 청탕을 넣고 매생이를 넣고 끓으면 새우를 넣어 끓인다.
4. 양념을 하여서 파와 고추를 다져 넣고 완성한다.

• 소하(小蝦)

- 효능 : 보신(補腎), 장양(壯陽), 통유(通乳), 탁두창(托痘瘡), 토풍담(吐風痰), 배출독사(排出毒邪)

– 주치병증 : 단독(丹毒), 염창(臁瘡), 옹저(癰疽), 유즙불하(乳汁不下)

– 성미 : 감(甘), 온(溫)

– 작용부위 : 간(肝), 심(心), 신(腎)

– 금기 : 풍(風)을 동(動)해 창개(瘡疥)를 발(發)함

• 건태(乾苔)

– 효능 : 살충(殺蟲), 소결(消結), 연견(軟堅), 화담(化痰)

– 주치병증 : 곽란(霍亂), 약독(藥毒), 나력(瘰癧), 구토(嘔吐), 비뉵(鼻衄), 영류(癭瘤), 번열(煩熱), 치(痔), 심번(心煩)

– 성미 : 한(寒), 함(鹹)

– 작용부위 : 폐(肺), 비(脾), 방광(膀胱)

③ 오발차

하수오 15, 생지황 30, 청주 400

1. 하수오와 생지황을 초벌을 하여 물기를 뺀다.
2. 하수오와 생지황을 술에 20분간 담궈 놓는다.
3. 재료를 잘게 썰어서 중탕을 1시간 한다.
4. 이 차를 3~6일 정도 1제로 하여 연속적으로 4개월을 먹으면 된다.

④ 하수오 닭백숙

닭 1마리, 하수오 60, 찹쌀 120, 청주 20, 소금 5, 생강 10, 초과 3, 소회향 3

1. 닭을 손질을 하여 편을 쳐서 준비한다.
2. 닭을 생강과 초과를 넣고 초벌을 하여 찬물에 씻어내 물기를 뺀다.
3. 약재를 초벌을 하여 자루에 담는다.
4. 쌀을 씻어서 자루에 담는다.
5. 재료를 전부 넣고 솥에 1시간 삶는다.
6. 생강을 채를 쳐올려 완성한다.

- 단웅계(丹雄鷄)
  - 효능 : 보정(補精), 온중(溫中), 행기(行氣), 전수(塡髓)
  - 주치병증 : 허로리수(虛勞羸瘦), 병후체허(病後體虛), 식소납매(食少納呆), 반위(反胃), 복사하리(腹瀉下利), 소갈(消渴), 수종(水腫), 소변빈삭(小便頻數), 붕루(崩漏), 대하(帶下), 산후유소(産後乳少)
  - 성미 : 감(甘), 온(溫)
  - 작용부위 : 비(脾), 위(胃)

- 나미(糯米)
  - 효능 : 온중(溫中), 익기(益氣), 행혈(行血), 견대변(堅大便), 고태원(固胎元), 난위장(暖胃臟), 발두창(發痘瘡), 보비폐(補脾肺), 축소변(縮小便), 해원청반묘독(解芫青斑描毒), 행영위중혈적(行營衛中血積)
  - 주치병증 : 곽란(霍亂), 허로(虛癆), 소갈(消渴), 타박상(打撲傷), 두창(痘瘡), 비뉵(鼻衄), 치(痔), 자한(自汗)
  - 성미 : 감(甘), 온(溫)
  - 작용부위 : 비(脾), 위(胃), 폐(肺)

(5) 오미에 따른 동양의학적 작용과 약선식

분 류	동양의학적 측면		식 품
	신체부위	작 용	
신맛 (초록색, 청색, 동쪽)	간(肝) 쓸개, 근육, 눈	• 흩어진 것을 거두어들이는 수렴작용, 식은땀이나 설사를 멈추는 작용을 한다. • 간(肝)으로 가장 먼저 들어간다.	모과, 쇠비름, 감귤, 레몬, 오이, 포도, 유자, 살구, 배, 산사, 석류, 매실, 토마토, 식초, 로얄제리, 시금치녹즙, 브로콜리, 쑥갓 등
쓴맛 (적색, 남쪽)	심(心) 심장, 혀, 소장	• 습한 것을 말려주는 조습작용, 취약한 것을 단단히 해주는 견취작용을 한다. • 심장(心)으로 가장 먼저 들어간다.	씀바귀, 녹차, 달래, 살구씨, 백합, 은행, 파래, 여주, 하엽, 토마토, 포도, 고추, 오미자 등

단맛 (황색, 노랑, 중심)	비(脾) 위, 비장	• 보양과 완화작용, 통증을 멈추게 하는 작용을 한다. • 비(脾)장으로 가장 먼저 들어간다.	토란, 당근, 배추, 미나리, 두부, 수수, 찹쌀, 꿀, 감, 땅콩, 수박, 참외, 냉이, 죽순, 감자, 완두, 시금치, 고사리, 무, 양파, 연근, 표고버섯, 단호박, 오렌지, 카레, 파인애플, 밤, 옥수수, 망고, 살구, 레몬, 감, 고구마 등
매운맛 (백색, 금, 서쪽)	폐(肺) 코, 대장	• 기혈이 한 곳에 머물지 않고 흐르도록 하는 산결작용을 한다. • 폐(肺)로 가장 먼저 들어간다.	생강, 마늘, 갓, 샐러리, 부추, 고추, 후추, 달래, 겨자, 유채, 양배추, 양파, 도라지, 무, 두부, 버섯, 생강, 배, 연근 등
짠맛 (흑, 물, 북쪽)	신(腎) 뼈, 이, 방광, 신장	• 단단한 것을 부드럽게 만들어주고 혈액을 자양하는 작용을 한다. • 신(腎)장으로 가장 먼저 들어간다.	비름나물, 소금, 조, 김, 해파리, 파래, 다시마, 게, 해삼, 다슬기, 족발, 오리고기, 개고기, 검정콩, 검은깨, 흑미, 블루베리, 가지, 미역, 포도 등

2) 효소요법

하루에 생산되는 타액, 위액, 췌장액 등의 소화액의 양은 대략 7~9리터 정도로 엄청나지만 그 많은 소화액 속의 효소들이 단식을 하는 동안에는 분비할 필요가 없으므로 이제는 효소로 하여금 병에 걸린 세포를 수리 · 치유하는 일에 전념 할 수 있게 하는 것이다. 단식자들은 '호전반응' 을 겪기도 한다. 이 호전반응은 효소들이 몸의 구석구석을 방문하여 대청소하는 과정에 나타나는 것이다.

효소는 단식기간 중에 노화된 세포와 병약한 세포를 분해할 뿐만 아니라 좋지 못한 축적물(코의 축농이나 중이염의 농 등), 종기, 자궁근종, 지방, 노폐물 등도 분해하며, 불완전 소화되어 처리되지 못한 물질들도 분해한다.

장(간에서 분해된 독소는 담즙과 함께 장으로 내보낸다), 입, 폐와 신장 그리고 피부를 통해 밖으로 배출된다. 환자는 메스꺼움, 구토, 설사, 어지러움, 악취 등 여러 가지 호전반응의 증상을 나타내게 되는 것이다.

단식에 의한 '소화기관의 휴식'은 곧 '소화기관의 회복'을 가져오고 소화기관의 회복은 앞으로 영양분 섭취에 있어 효율성을 높일 뿐 아니라 불완전 소화에 의해 발생하는 독소도 줄이게 되어 효소의 효율을 높이게 한다.

장내 유해균들로부터 생산된 독소, 즉 활성산소, 황화수소, 암모니아, 프리메틸아민, 메틸 메르캅탄, 히스타민, 인돌, 페놀, 스카톨, 니트로소아민 등이 장 내벽을 타고 혈관에 들어오지 않게 되면 그만큼 독소를 분해하는 효소는 덜 사용하게 되므로 인체 내 다른 독소를 처리하는 해독능력이 강화된다.

인체 내 효소의 절대부족을 보충하기 위해서는 보효소인

비타민이나 미네랄 이상으로 외부에서 생식(발효식품)을 통해 끊임없이 효소를 공급해야 한다. 단식과 장청소는 효소효율 극대화에 있다. 생식을 통한 외부효소 공급은 체내효소의 극대화에 있다.

3) 약차와 한방약

항목 / 종류	재 료	가 공	제 조	복 용	목 적	비 용
약 차	대부분 식물성 생약	단순한 가공	비전문가도 제조가능	대부분 자유로움	한방약의 목적+음료, 취미	매우 저렴함
한방약	모든 생약	포제(炮製) 등 엄격한 가공	전문적인 지식과 경험이 필요함	엄격한 복용법이 필요함	병과 증상의 치료, 완화, 체질개선 등	대부분 고가(高價)

약차별 효과적인 증상

감잎차	고혈압, 고지혈증, 동맥경화, 불면증, 여드름, 피부탄력	**쑥차/ 쑥**	생리통
결명자차/ 결명자	전립선비대증, 충혈, 안구건조증	**여정자차/ 광나무열매**	이명
계피차/ 계피	냉방병, 무릎통증	**오미자차/ 오미자**	만성피로, 목통증, 숙취, 당뇨, 심계, 정충

구기자차/ 구기자	만성피로, 빈혈, 이명, 충혈, 안구건조증, 무릎통증	옥수수수염차/ 옥수수수염	부종, 수분대사정체, 전립선비대증
국화차/ 국화	여드름, 두통	유자차/ 유자	목통증, 숙취
둥글레차/ 둥글레	피부탄력	율무차/ 율무	관절염, 구취, 기미, 주근깨, 냉방병, 무릎통증, 다이어트
로즈마리차	신체기능 저하	죽엽차/ 조릿대	구취, 피부탄력
흑마늘 (허브)	허리통증	감로차 (수국차)	무릎통증
매실차/ 매실	복통, 설사, 여드름, 춘곤증, 알레르기, 두통	행인차/ 행인	목통증
모과차/ 모과	관절염, 목통증, 콧물, 축농증, 허리통증	차가차	암, 당뇨, 체질개선
박하차/ 허브(민트)	목통증, 피부탄력, 두통	생강차/ 생강	냉방병, 목통증, 생리통, 소화불량, 콧물, 축농증
솔잎차/ 솔잎	고혈압, 불면증, 협심증, 허리통증	뽕잎차/ 뽕잎	충혈, 안구건조증
녹 차	구취, 숙취, 집중력 상승, 탈모	산사차/ 산사나무열매	동맥경화
당귀차/ 당귀	생리통, 여드름, 협심증	산수유차/ 산수유	무릎통증, 두통
두충차/ 두충	골다공증, 관절염, 오십견, 전립선비대증, 피부탄력, 허리통증	대추차/ 대추	복통, 설사, 불면증, 축농증, 만성피로, 우울증

4) 내 몸에 도움을 주는(허브)

Aromatherapy는 20세기 초반에 프랑스의 화학자 레느 모리스 카트포세가 정유의 의료효과를 병의 치료에 사용하기 시작한 것을 계기로 시작되었다. 물론 그때까지도 정유는 과학적 근거는 적었지만 의료효과를 가져온다고 알려졌다.

또한 증류하여 채취한 식물의 냄새 엑기스를 피부에 바르거나 때로는 마시면서 병의 치료에 이용해왔다. 유럽에서는 향신식물이 5,000년 전부터 스킨케어(skin care)로 사용되었다고 한다. 고대 이집트에서는 지방유에 향신식물을 넣어 향유를 채취하여 이용하였다.

이러한 식물정유를 사용한 치료법을 현대적인 감각으로 실험한 자가 레느모리스 카트포세이다. 그 후 같은 프랑스인 장 발네에 의해 식물정유가 적극적으로 치료에 사용되었고, 그 효과가 실증되어 아로마테라피가 보급된 것이다.

저혈압에는 로즈마리와 레몬그라스, 그렝프 프루프의 조합 · 정유가 효과가 있고, 기분 좋은 잠자리를 위해서는 라벤더와 레몬, 베르가모트, 라임을 조합 · 정유하는 것이 효과가 있다.

식물정유를 피부에 바르거나 흡입하거나, 정유를 넣은 온욕은 아유르베다 의학에도 상통한다. 몸의 구석구석까지 침투하도록 영유로 마사지하여 치료효과를 바라는 방법이다. 국부적으로 정유를 발라 마사지하는 스킨케어도 있다. 최근에는 약효가 있는 정유를 내복하여 의학적인 치료에 도움이 되려고 하는 메디컬 아로마테라피도 행해지고 있다. 예를 들어, 불면증에는 카모마일, 일랑일랑, 불안에는 시더우드, 소화불량에는 민트, 로즈마리, 쥬니퍼, 기관지염과 천식에는 유칼리, 식욕촉진에 효과 있는 진저, 레몬, 월계수 등이 있다. 오렌지나 레몬에 함유된 리모넨(limonene)에는 혈관을 확장하여 혈류를 증가시키는 기능이 있어 리모넨의 향기를 맡으면 혈액의 흐름이 부드러워져 몸이 따뜻해진다. 아로마테라피는 냉한체질의 사람에게 효과적이다. 유분이 없는 건조한 피부에는 카모마일, 쟈스민, 로즈 등이 좋다. 보통 일반적으로 쉽게 들을 수 있는 이름의 식물이 사용되는 것도 아로마테라피의 특징 중 하나이다. 그것은 그만큼 우리 주위에 활용할 수 있는 식물이 많다는 것이다.

허브의 효과

효 과	방향식물의 종류
저혈압	로즈마리, 레몬그라스, 그레이프 프루츠
기분 좋은 수면	라벤더, 레몬, 벨가모트, 라임, 타임
불안	시더우드
불면	카모마일, 일랑일랑
소화불량	민트, 로즈마리, 쥬니퍼
기관지염, 천식	유칼리, 벨가모트, 페퍼민트
위통증	제라니움
설사	삼나무, 유칼리
식욕부진	진저, 레몬, 월계수
냉한 체질	오렌지, 레몬
건조피부	카모마일, 쟈스민, 로즈마리

4 수기 및 신체기반 요법(경락마사지)

경락마사지란 전통의학의 경락이론에 바탕을 둔 수기요법의 일종으로, 누르기, 주무르기, 두드리기 등 손을 이용하여 직접적인 자극을 주어 혈액과 인파액의 흐름을 좋게 하고 세포의 내장과 연결되어 있는 경락과 경혈신경과 근육의 기능을 조절하는 수기요법이다. 크게 안마, 추나, 마사지, 지압, 카이로프라틱 등이며, 지압은 경혈위주의 압박자극을 사용하는데 비해 경락마사지는 경혈과 경락을 대상으로 하는 자극을 수기요법이라 한다.

- 안마, 추나 : 추나, 안교라고도 한다. 몸의 일정한 부위를 손이나 기계로 문지르고 두드리고, 주물러 주는 등의 수기법
- 마사지 : 손을 사용하여 직접 피부에 일정한 방법으로 역학적 자극을 주는 수기법
- 지압 : 엄지손가락이나 손바닥 등으로 몸표면의 일정 부위를 압박하는 수기법
- 카이로프라틱 : 척추의 구조와 신경계 기능 사이의 상

관관계는 인체건강에 있어 절대적으로 중요한 요소라는 이론적 기초에 근거를 두고 있는 척추교정 중심의 수기법

- 활법 : 삐뚤어진 골격을 바르게 하여 신체 부조화로 야기되는 여러 가지 불편을 감소 또는 소멸시키는 뼈관절 중심의 수기법

1) 경락마사지의 효과와 한계

(1) 효과

마사지는 사회적 스트레스로 인하여 정신적인 장애와 노화로 인하여 관절이 굳고 뻣뻣해지는 것 등 몸의 불균형을 풀어주어, 몸의 밸런스에 고통을 덜어주는 보조요법으로 활용할 수 있는 가정생활요법이다. 우리 몸 전체에 경락마사지(40~50분)를 하면 피부, 근육, 건, 관절, 혈관 등에 직접적인 영향을 끼쳐 아래와 같은 효과를 얻을 수 있다.

- 혈액순환의 촉진
- 전신 생체 조절기능 향상
- 급 · 만성 피로회복과 심리적 안정

- 근육조직의 이완
- 스트레스 예방 및 치료
- 피부 미용 효과와 세포기능 활성화로 노화 지연
- 두통 완화 및 불면증 개선 및 척추기능 향상
- 골격구조의 정상화 및 오십견 및 신체 부정위 개선 효과
- 급 · 만성 변비의 개선 및 활력 증진
- 성장촉진 및 구조적 왜곡 개선으로 신장 증가
- 심인성 질환에 정서적 안정 효과
- 자율신경실조증 개선효과로 건강확대

경락마사지가 잘 듣는 증상으로는 만성병으로 나타나는 증상과 현대의학의 진찰로 특별한 병의 원인을 알 수 없는 것, 즉 기질적 장애가 없는 여러 증상이나 자율신경과 관련된 증상의 개선에 효과가 우수하다.

(2) 한계

경락마사지는 병의 원인을 제거하는 것이 아니라 병으로 인한 이상현상이 나타난 생체의 어딘가에 자극을 주어 생체 반응의 흐트러진 밸런스를 조절하는 치료법으로, 인체 본래

의 자연치유력을 이용하여 건강을 강화하는 보조요법에 속한다. 따라서 지금까지 경험하지 못한 증상에 대해서는 경락마사지를 시술하기보다는 바로 의사에게 문의하는 것이 중요하다.

마사지를 하지 말아야 하는 경우

- 중독성 질환, 정맥질환, 급성염증, 충수염, 복막염, 매독, 임질, 결핵, 세균성 질환, 법정전염병, 악성종양, 화농성 질환, 절대 안정을 취해야 하는 열성질환
- 기타 열성질환, 아주 심한 동맥경화증, 급성 뇌출혈, 혈우병, 피부가 극심하게 손상되었거나 피부발진 등, 혈관이 폐색되어 순환장애를 일으키는 경우, 임신을 한 경우나 생리 중인 경우

2) 경락마사지를 할 때의 유의사항

서로가 상당한 기운이 소모되는 일이기 때문에 하는 사람이든 받는 사람이든 서로 편안한 자세를 취해야 하는 것이 무엇보다 중요하다.

(1) 실시하는 사람의 자세

실시하는 사람은 복장을 편하게 해서 동작을 자유롭게 한다.

경락마사지를 실시하는 사람의 손과 받는 사람의 몸이 직접 닿으므로 항상 손톱은 짧게 유지하며, 손을 깨끗이 해야 한다. 깨끗한 기운을 느껴야 그 효과를 극대화할 수 있다.

압력의 강약을 잘 파악하면서 정성껏 한다. 우리 몸 전체를 좌우로 나눠서 마사지를 할 경우에는 왼쪽부터 시작하고 전신 마사지를 하는 경우에는 똑바로 누워서 12경락의 순서대로 유주방향을 따라 하는 것을 원칙으로 한다. 치료목적과 부위에 따라 여러 가지 다양한 방법들을 배합하여야 한다. 일반적으로 처음에는 부드럽고 가볍게 시작하여 차츰 강하게 하고, 마지막에는 자극이 약한 쓰다듬기와 스트레칭으로 마무리하는 것이 좋다.

(2) 받는 사람의 자세

경락마사지를 받는 사람은 실시하는 사람이 편하게 활동하도록 지시에 잘 따라주어야 한다. 화장실은 미리 다녀오고 힘의 강약조절을 꼭 말해주어야 한다.

(3) 경락마사지 전 점검해야 할 사항

- 방안은 따뜻하고 편안함을 느낄 수 있도록 하고 가능하면 조용한 상태를 유지한다.
- 피시술자가 선택하여 마사지 테이블, 침대나 바닥의 양탄자에 눕도록 한다. 중요한 것은 피시술자가 평안함을 느낄 수 있어야 한다.
- 마사지하기 전에 손을 씻고 손톱은 짧게, 시계, 반지, 팔지 등을 빼고 피시술자도 이와 같이 할 것을 요구한다.
- 시술 전과 시술하는 동안 피시술자가 완전히 긴장을 풀도록 하고 화장실을 다녀왔는지 확인한다.
- 피시술자는 옷을 입지 않고 시술 받을 수 있으며 시술실이 공개되어 있는 경우에는 옷을 입고 받을 수 있도록 한다.
- 마사지를 시술하는 동안 평안한 자세를 취하고 시술하고자 하는 경우에 쉽게 접근할 수 있는 자세를 취한다.
- 마사지 단계가 끝날 때마다 손을 씻는다.

3) 경락마사지 하는 방법

마사지는 손, 수근, 수장, 무지(엄지), 시지와 중지를 이용하여 약자극, 중자극, 강자극으로 경혈자리에 손을 대고 마사지를 하므로 마사지를 받는 사람이 마음이 평안하고 안락함을 느껴야 한다.

(1) 무지로 하는 방법

시술자는 피시술자의 팔을 잡고 경혈자리에 무지 끝으로 부드럽고 완만하게 피시술자의 얼굴표정을 보면서 사랑하는 마음으로 마사지를 한다.

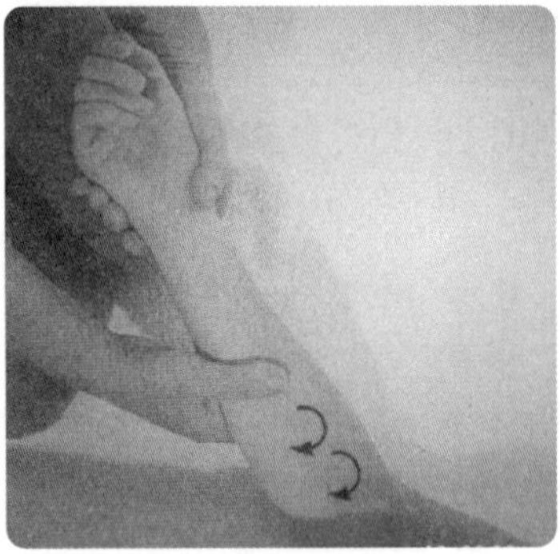

〈무지로 팔에 시술하는 모습〉

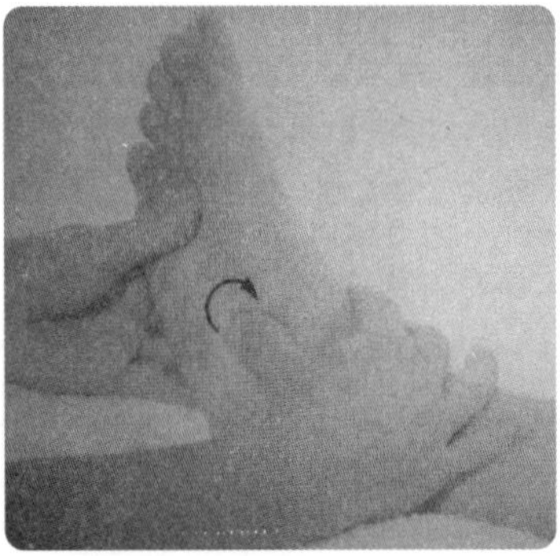

〈무지로 발에 시술하는 모습〉

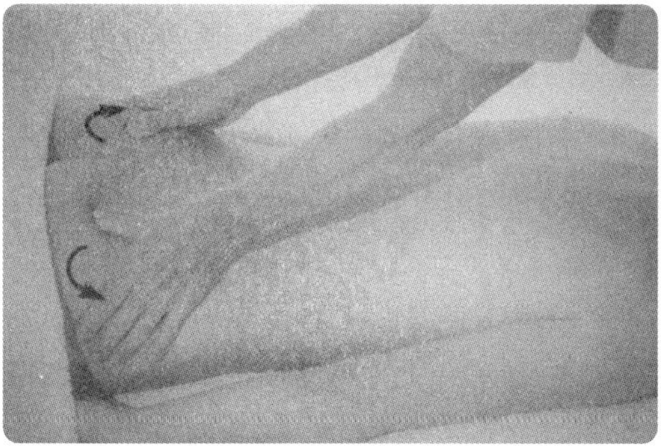

〈무지로 엉덩이를 시술하는 모습〉

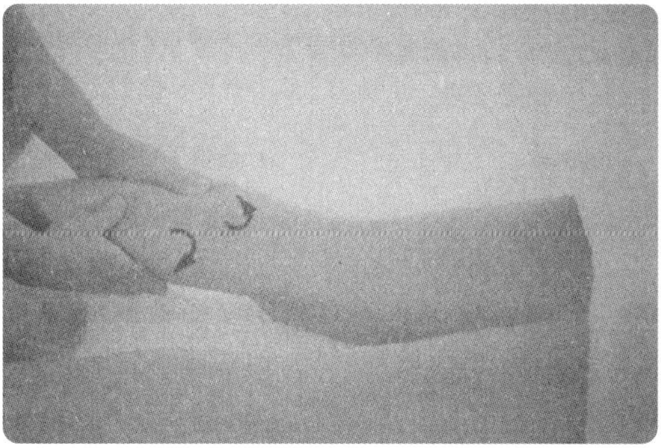

〈무지로 종아리를 시술하는 방법〉

(2) 수근으로 하는 방법

시술자는 누워있는 피시술자의 허벅지 위에 양손바닥을 경혈자리에 겹쳐서 놓고 부드럽고 완만하게 피시술자의 얼굴표정을 보면서 사랑하는 마음으로 마사지한다.

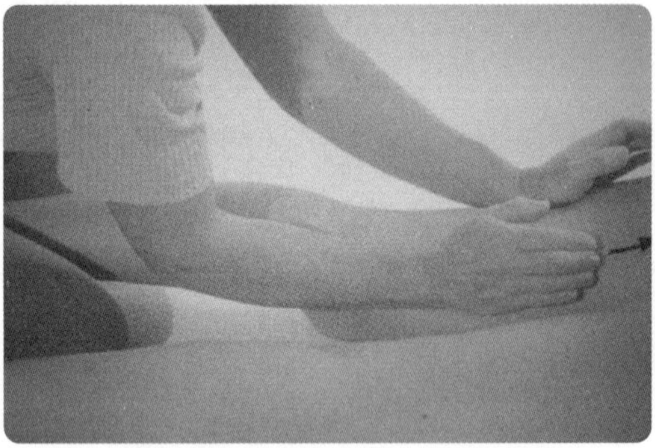

〈수근으로 허벅지를 시술하는 방법〉

(3) 시지와 중지로 하는 방법

시술자는 시지와 중지를 구부려서 피시술자의 경혈자리에 놓고 부드럽고 완만하게 피시술자의 얼굴표정을 보면서 사랑하는 마음으로 마사지를 한다.

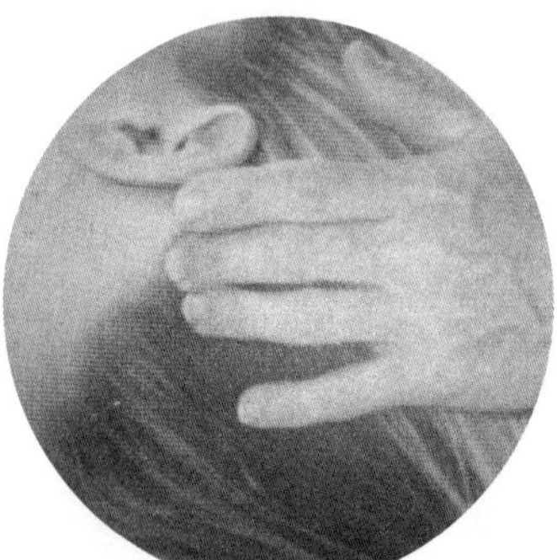

〈시지와 중지로 귀 뒤를 시술하는 모습〉

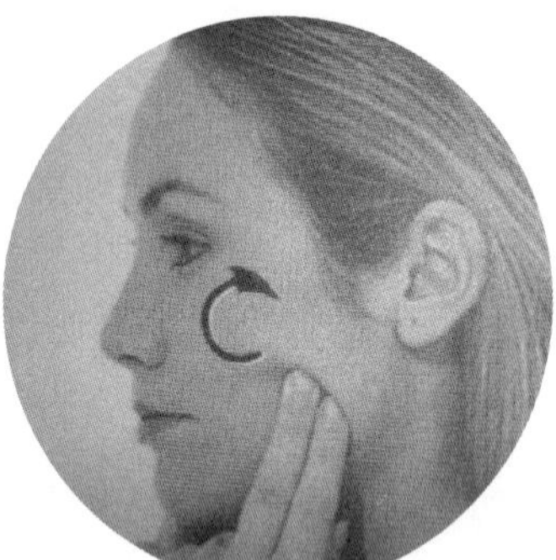

〈시지와 중지로 양면에 시술하는 모습〉

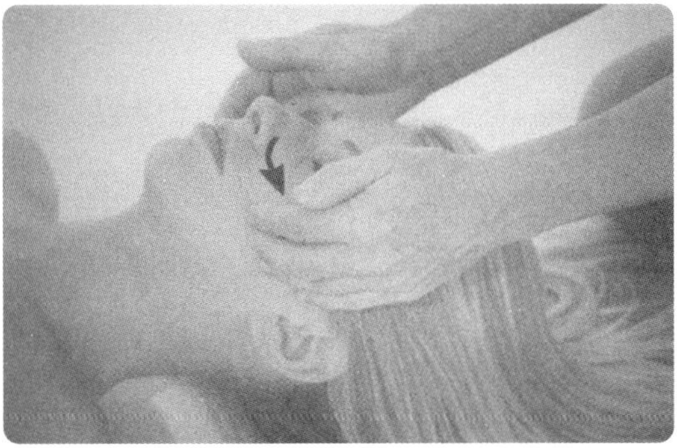

〈시지와 중지로 안면에 시술하는 모습〉

(4) 수장으로 하는 방법

시술자는 피시술자를 엎드리게 하고 양손을 피시술자의 경혈자리에 놓고 부드럽고 완만하게 피시술자의 얼굴표정을 보면서 사랑하는 마음으로 마사지를 한다.

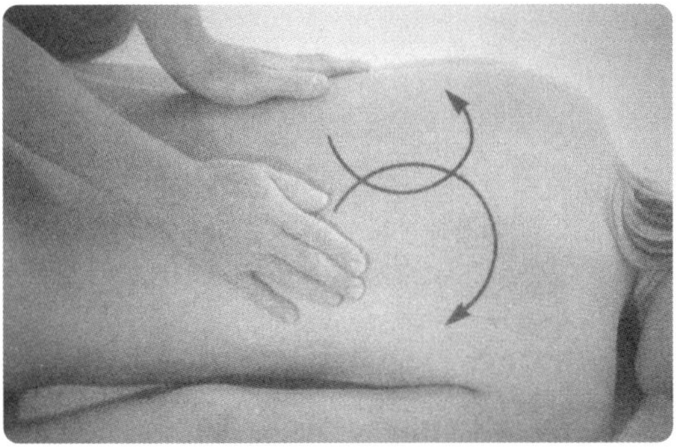

〈수장으로 등에 시술하는 모습〉

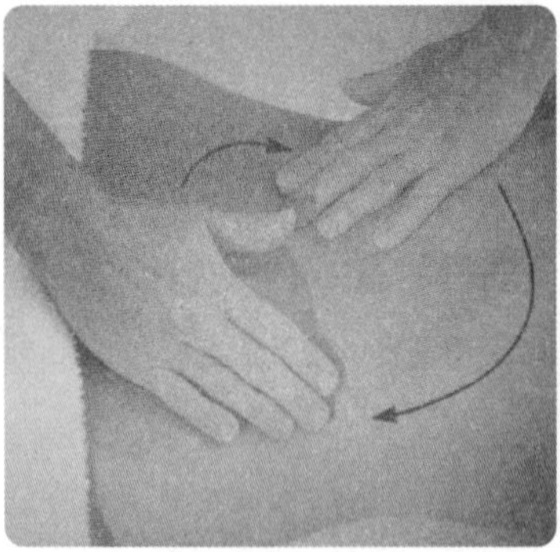

〈수장으로 배에 시술하는 모습〉

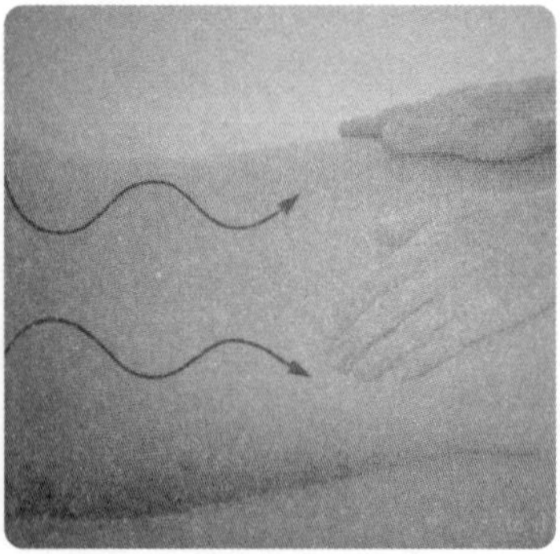

〈수장으로 등에 시술하는 모습〉

(5) 무지와 사지로 하는 방법

양손의 엄지손가락(무지)을 경혈자리에 놓고 사지는 옆에 대고 부드럽고 완만하게 피시술자의 얼굴을 보면서 사랑하는 마음으로 마사지를 한다.

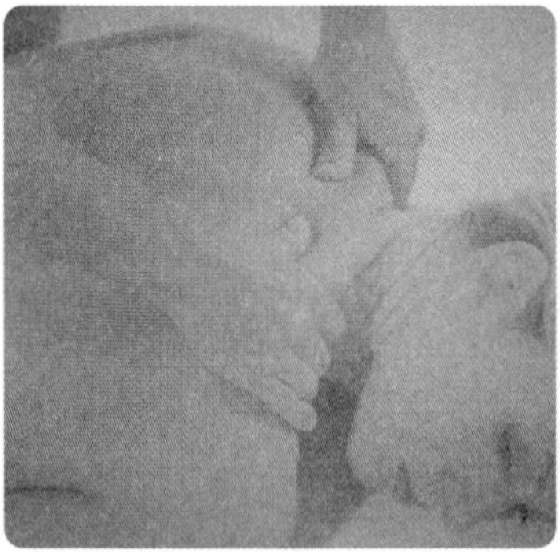

〈무지와 사지로 어깨를 시술하는 모습〉

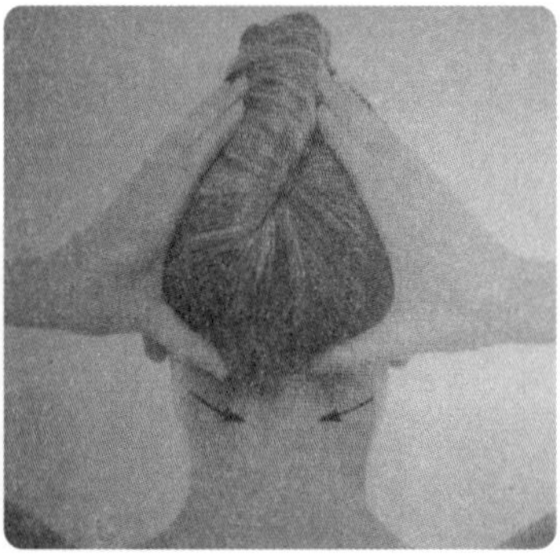

〈무지와 사지로 머리에 시술하는 모습〉

5 에너지 요법

1) 나무에너지를 이용한 요법

100년 된 나무 한 그루의 대기 중 이산화탄소 흡입량은 연 4~5톤에 이르며, 4~5톤의 산소를 배출하면 8명의 성인이 한 공간에서 숨쉬는 양으로 한 그루의 나무는 1톤에 달하는 유해물질을 흡입한다고 한다.

나무뿌리는 흙 속의 각종 미네랄이 함유되어 생물학적 효능이 뛰어난 먹이사슬이 포함되어 많은 유기체의 자양분이 되고, 물의 순환은 날씨형성과 대기산소 형성이 우주적 현상을 불러 지구상의 생태계의 발전을 반복하고 있다.

숲은 많은 종류의 생명체가 살아숨쉬는 자연유산의 보고이다.

나무가 지상과 우주를 이어주는 끈의 역할을 한다는 믿음은 뿌리는 지하세계를 이어주고 줄기와 가지는 하늘과 우주를 이어주는 것이라 생각하여, 나무가 보이는 세계와 보이지 않는 세계를 이어준다는 생각은 샤머니즘 중심문화가 오늘날 샤머니즘에서 샤먼(무속무당)이 지상에서 지하세계로 여행하는 것처럼 나무 및 뿌리의 길이에서 나무를 타고 꼭

대기까지 올라가 영혼의 세계로 들어간다는 모티브를 찾아볼 수 있다.

'나무둘레' 라는 뜻의 그리스어, 테메노스(Temenos)가 켈트어로 "신선한 숲"을 의미하는 데메톤으로 변형된 것은 매우 흥미로운 일이며 그리스어로 네모스(큰 숲)는 라틴어로 네무스(신성한 숲)를 의미한다.

켈트문화 또한 나무와 긴밀한 관계를 맺고 있다.

불교에서는 석가모니가 보리수 아래에서 깨달음을 얻었다고 한다.

기원전 273년에 인도의 황제 아쇼카(Aschoka)는 불교로 귀화한 이후, 개혁의 일환으로 광범위한 영역에 나무를 심어 삼림을 조성케 했다. 티베트 불교 또한 나무를 나라의 운명을 결정하는 정령과 악마가 살고 있는 거처로 여겼으며, 성경에서 볼 수 있는 나무에 대한 이야기는 원죄이야기에 생명나무가 등장하고 인식의 열매가 있다고 전한다.

요한계시록에는 하늘나라의 예루살렘에는 12종류의 열매를 맺고 있는 생의 나무로 그 잎은 민족을 구원하는 데 쓰인다고 말하고 있다.

최고의 그리스 성전은 도도나(Dodona)인데 이곳에 성스러운 제우스의 나무인 거대한 참나무가 자랐다고 전한다.

여기서 알고 가야 할 것은 숲의 이야기와 나무의 신비를 말하며 모든 종교나 그 나라의 지주가 나무라는 것을 알 수 있다.

2) 나무의 기(氣)와 나의 별자리

나무는 한 해의 흐름과 똑같은 리듬으로 성장해가고, 하늘 및 땅과 관련되어 작용하기 때문에 우주의 주파수와 땅의 주파수 사이의 중간 주파수를 갖는다.

어떤 나무의 주파수가 어떤 별자리에 어떤 방식으로 영향을 끼칠 수 있는지 쓰여 있다.

미세한 주파수를 전해 인간이 자신의 힘을 발현시키는 데 도움을 줄 수 있는 나무들에 대해 기록했다. 인간과 나무와의 교감을 통해 인간의 기는 강화되며 조화에 이르게 된다.

나무의 진동파는 보완작용을 한다. 나무의 진동파에서 나오는 에너지는 결합된 인체의 기를 보충해 줄 수 있다.

나무 에너지가 각각 어떤 사람에게 도움을 줄 수 있는지 소개되어 있다. 이를 통해 나무명상을 하는 데 자신의 별자리에 따라서 나무를 선택할 수 있을 것이다.

우리는 일상생활에서 모든 별의 에너지를 받으며 살아가고 있다.

한 해가 지나면서 태양이 모든 별자리 위치를 거치는 것과 같이, 우리도 순환하는 모든 별 에너지의 영향을 받고 있기 때문이다. 염소자리의 별자리에 태어난 아이가 집중해서 열심히 공부하길 원한다면 소나무 명상을 해보는 것이 좋다. 소나무의 내부에서 발산되는 강한 염소자리 주파수는 아이에게 정신을 집중해서 자신의 일을 할 수 있는 에너지를 전달해 준다. 일상생활에서 분명한 태도를 갖기 원할 때도 도움을 받을 수 있다.

이 세상은 에너지 진동파로 가득한 하나의 구(球)라고 할 수 있다. 그리고 나무는 그 세상 속에서 여러분들이 얼마나 많은 에너지를 내포하고 있는지 보여주는 존재이다

이제 나무에게 다가가 최초의 접촉을 시도해 본다. 그저 조용하게 나무에게 인사를 건넬 수도 있다. 마치 낯선 이에게 말을 걸 때처럼 거침없이 말을 건넨다.

그리고 본인의 의도를 전한다. 예를 들어, 그 나무와 교감을 하고 싶다든가, 그 나무의 도움을 받아 기가 막힌 상태를 풀고 싶다든가 혹은 단지 긴장을 풀고 힘을 얻기 위해서라

는 등의 말을 나무에게 전한다. 목표에 초점을 맞추어 방향을 설정해 두면 나무와 의미 있는 교감을 이룰 수 있고, 본인이나 나무에게도 도움이 된다. 특히 스트레스를 많이 받고 있다거나 감정적으로 좋지 않은 상태일 경우 매우 큰 도움이 된다.

이제 나무에게 가까이 다가가서 편안하고 안전하게 서있을 수 있는 장소를 찾는다. 나무에 가까이 등을 대고 기댈 수도 있다. 얼굴을 대고 설 경우 이마를 나무에 기대고 매우 긴밀한 육체접촉을 할 수도 있다. 나무에 등을 대고 기대는 자세가 더 좋다면 그저 몸을 편안히 하고, 나무가 자신을 받치고 있는 느낌을 즐겨보도록 한다.

이제 나무에게 자신과 깊은 관계를 맺고 마음을 나눌 준비가 되었는지 물어본다. 그러면 나무가 부탁을 받아들였는지 혹은 거부했는지를 마음 속으로 느낄 수 있을 것이다. 나무가 아프거나 일부가 베어졌거나 혹은 주변의 다른 나무의 영향 때문에 그럴 수 있다. 또한 주위환경이 파괴되었거나 수면상태와 마찬가지로 겨울철의 휴식기 상태일 때 그러하다. 그러나 대부분의 경우, 나무는 이 접촉을 받아들인다.

그러면 다음에 설명하는 명상법을 따라서 시작하면 된다. 각 절마다 대략 30초 정도 휴식한다. 이 명상문은 존칭이 아닌 직설화법으로 표현되었다. 그건 자신의 내면으로 더 깊이 들어가기 위해서다.

모든 생각들은 사라지고 마음 속 깊이 고요해지는 것을 느낀다. 네 발 아래의 땅을 느낀다. 그곳에 네 자신을 내맡긴다. 네 피부를 느끼고 나무의 수피를 느낀다. 바람이 너희 둘을 함께 쓰다듬는 것을 느낀다. 너와 나무가 모두 대지의 일부임을 느낀다.

진심으로 나무에게 인사한다! 네 발이 뿌리여서, 땅 속으로 넓게 퍼져 있다고 상상해 본다.

이제는 나무줄기 속을 느낀다. 그 안에 에너지가 흐르는 것을 느낀다. 그곳의 바람과 햇빛을 느낀다. 너의 의식을 나무 꼭대기로 향한다. 네 스스로가 나무라고 생각해 본다. 집중해서 네 육체와 감각을 느낀다. 나무와 교감을 하기 위해 시간을 가진다.

내 별자리 찾기

1. 염소자리 – 12월 25일~1월 19일	참나무, 마가목, 개암나무, 팽나무
2. 물병자리 – 1월 20일~2월 18일	독일가문비, 사과나무, 회양목, 감탕나무, 전나무, 느티나무
3. 물고기자리 – 2월 19일~3월 20일	오리나무, 감탕나무, 박태기나무, 아카시아나무, 화백나무
4. 양자리 – 3월 21일~4월 19일	밤나무, 종려나무, 살구나무, 벚나무, 보리수, 월계수, 목련, 느릅나무
5. 황소자리 – 4월 20일~5월 20일	오리나무, 무화과나무, 마가목, 목련, 뽕나무, 자두나무, 튤립나무
6. 쌍둥이자리 – 5월 21일~6월 21일	독일가문비, 단풍나무, 회양목, 가중나무, 감탕나무, 벚나무
7. 게자리 – 6월 22일~7월 22일	물푸레나무, 박태기나무, 소나무, 보리수, 탱자나무, 아카시아나무, 전나무, 느릅나무
8. 사자자리 – 7월 23일~8월 22일	사과나무, 월계수, 메타세콰이어, 튤립나무
9. 처녀자리 – 8월 23일~9월 23일	오리나무, 무화과나무, 배나무, 목련, 뽕나무
10. 천칭자리 – 9월 24일~10월 22일	물푸레나무, 단풍나무, 석류나무, 개암나무
11. 전갈자리 – 10월 23일~11월 22일	주목, 박태기나무, 소나무, 마로니에, 느티나무
12. 사수자리 – 11월 23일~12월 24일	물푸레나무, 회양목, 가중나무, 자두나무, 플라타너스, 마로니에, 전나무
13. 모든 별자리	대나무, 은행나무, 계수나무, 측백나무, 서양모과, 노간주나무

3) 피라미드 구조물에 흐르는 에너지와 명상의 관계

피라미드의 경이로움은 마음을 움직이는 특별한 건축물로 땅이 신성해지는 것이 아니라 대지의 에너지를 흡수하기 위해 세워졌다는 사실이다.

여기 신성한 구조물을 통해 전이되는 자연의 진동에너지가 영혼과 조화를 이루도록 형상과 비율을 모방하여 살아있는 모든 유기체에게 우주의 에너지를 흐르게 해주는 힘의 중심에 앉아 빛을 받으며, 명상에 잠기어 효과를 끌어올릴 수 있도록 마음의 안식이 자연의 빛과 신성한 공기가 가진 치유력에 몸을 맡겨본다.

피라미드 속 명상의 중요한 요소들은 숲 속 태양광선과 전혀 소음이 없는 곳에 새소리, 많은 나무 사이로 부는 바람소리와 흔들리는 잎의 소리, 자연 속에 비치는 부드러운 햇빛과 함께 명상시간 내 구조물 에너지가 시너지 효과를 증가하여 염원의 시간을 단축하며 그 힘을 느낄 수 있도록 하므로 안정을 찾아 정진이 빨라질 것이며 그 밖에 햇빛이 주는 다른 많은 혜택도 누릴 수 있을 것이다.

■ 피라미드 명상요법

피라미드(Pyramid)의 Pyr은 그리스어의 pyro에서 파생된 말인데, 이는 "불" 또는 "열"을 의미한다. Amid는 Mesos에서 파생된 말로 존재나 중심과 가까운 의미를 나타낸다. 즉, 피라미드는 "중심에서 타는 불"이라는 뜻을 가지게 된다.

그것은 실제로 피라미드의 오묘한 에너지가 발생되는 것이 실제로 피라미드의 1/3지점이며, 지구 전체를 볼 때 지구 내부의 핵에 해당하는 거대한 에너지를 끌어다 쓰는 게이트(gate)의 일종이기 때문이라고 생각한다.

피라미드 주위에서 발생되는 에너지의 흐름 : 위에서 볼 때 피라미드의 꼭짓점에서 방출되는 에너지는 시계반대방향으로 회전하고, 그 아래는 시계방향으로 회전하는 것으로 알려져 있다.

피라미드를 놓는 위치는 나침반을 사용하여 남북의 위치를 확인한 뒤 피라미드의 한 면이 북쪽을 향하게 한다[한 면을 북쪽으로 맞추고 진북(眞北)방향이 되도록 동쪽방향으로 약 5~7도 정도를 돌려준다]. 방향에 상관없이 피라미드의 파워가 방사가 되지만 효과를 극대화시키기 위해서는 진북향을 맞춰주는 것이 좋다. 그것이 지구의 에너지를 올바로 받는 방향을 의미한다(피라미드의 각도는 한쪽 각의 경사가 51도 51분 51초, 부각 65도로 가장 완벽한 각도라 알려져 있다).

피라미드의 포인트 자체는 아래의 에너지를 위쪽으로 방사하는 형태의 에너지 활동성을 가지게 됨으로써 피라미드형의 구조물들은 각 피라미드의 에너지를 방출하는 효과를 가지게 된다. 따라서 수정의 에너지를 같이 사용하는 피라미드 모양의 수정은 수정의 에너지를 방출하는 효과를 지니게 된다.

면도날 1개로 200~700회 이상을 쓸 수 있다면 경제적으로도 유익하지만, 피라미드 에너지가 면도날을 재생한다는 의미는 우리들의 세포도 면도날처럼 재생시킨다는 의미이며 실제로도 많은 체험사례가 있다.

생기부족현상을 겪는 사람들과 다음과 같은 사람들은 피라미드의 기운을 받는 것이 좋다.

- 정신적인 이상을 보이는 분
- 불면증이나 두통, 요통이 있는 분
- 담배나 술을 좋아하는 분
- 변비나 혈압이 높은 분

- 성인병 예방, 미용에 관심이 많은 분
- 컴퓨터 등 세심한 일로 스트레스를 많이 받는 분
- 독서나 글을 쓸 때, 아이디어를 짜낼 때, 작곡이나 창조적인 일을 할 때
- 명상이나 기수련하는 분
- 종교적으로 수련이나 기도를 하는 분
- 몸이 많이 아프거나 허약한 분

피라미드를 이용하므로 치유에 도움이 되지 않을까 생각되어 피라미드의 알려진 기능을 기록하였다.

6 자연요법

1) 빛의 치유

(1) 빛의 치료

빛은 명상의 보조적 요소이며 명상효과를 끌어올릴 수 있다. 마음의 안식은 물론 자연의 빛과 신선한 공기가 가진 치유력에 몸을 맡겨보자. 야외명상의 중요한 요소들은 한낮이 아닌 시간에 태양광선과 전혀 소음이 없는 상태 또는 새소리, 잎이 많은 나무 사이로 부는 산들바람 아니면 시냇물이 흐르는 소리와 같이 자연이 들려주는 부드러운 소리 주변도 괜찮다. 햇빛과 함께 하는 명상이 가장 좋은 시간이기도 하다. 30분이면 여러분의 피부는 하루에 필요한 비타민 D를 만들어낼 수 있고, 가장 큰 이점은 행복감을 느끼게 해주는 세로토닌을 증가하는 데 도움을 주며, 그밖의 햇빛이 주는 다른 많은 혜택도 누릴 수 있다. 봄과 여름엔 생기가 돌고 가을과 겨울엔 의욕이 없어지고 자꾸 외로운 감정이 생겨나는 이유는 바로 햇빛이 줄어들면서 우리 몸과 마음이 영향을 받기 때문이다. 이런 현상은 심해지면 우울증으로까지 발전하게 된다. 가능하면 햇볕기운을 느끼는 것이 바람직하다.

(2) 송과체

여러 고대문명에서 '제3의 눈'으로 알려져왔던 송과체는 신체의 자연적인 조도계인 송과체의 기능과 중요성이 완전히 인정받고 있다. 송과체가 생식, 성장, 기분 등 신체의 거의 모든 기능에 영향을 미친다는 사실이 알려진 것이다. 또한 송과체는 단지 우리를 졸리게 할 뿐만 아니라 그 이상의 많은 기능을 담당하고 있는 멜라토닌의 분비를 통해 우리의 수명에까지 영향을 미치고 있는지도 모른다.

미국 텍사스대학교의 샌안토니오 건강과학센터의 연구실에서 일하는 러셀 레이터(Russel Reiter)와 또 한 명의 과학자 로저 호프만(Roger Hoffman)은 1960년대에 특정 계절에만 번식을 하는 동물의 행동에서 멜라토닌의 역할을 발견함으로써 멜라토닌을 생리학의 지도에 올려놓았다. 멜라토닌의 효과를 통해 낮 동안에 태양빛을 충분히 받을 필요가 있음을 확인했다. 월경전증후군의 증상을 가진 여성들이 낮 동안에 두 시간 정도의 밝은 인공조명에 노출된다면, 그들은 밤 사이에 더 많은 멜라토닌을 생성하며 그들의 증상 또한 대단히 호전된다는 사실을 보여주었다. 놀랍게도 1,500여 년 된 중국의 〈도장(道藏)〉에 매우 비슷한 이야기가 기록되어 있다. "두 눈에 태양 빛을 직접 받으면 그 기의 배출이 자극되어 두뇌에 이롭다"라고 쓰여 있다.

빛 치료(Light therapy)는 이 분야의 선두주자인 미국 오리곤 건강과학대학의 앨프레드 레비(Alfred Lewy)에 의해 1980년에 증명되었는데, 그는 밤에 강력한 빛에 노출되면 인체가 멜라토닌을 합성한다는 사실을 실험으로 보여주었다.

하나의 분자로서의 멜라토닌은 믿을 수 없을 만큼 단순한 구조를 하고 있으나 두 가지 중요한 역할을 수행한다. 수면과 기상 사이클을 통제하는 역할 외에도 멜라토닌은 효과적인 노화방지제 및 활성산소 포착제의 기능을 수행하여 신체의 조직에서 쓸모없는 전자를 잡아낸다. 활성산소(우리가 호흡하는 산소와는 완전히 다르게 불안정한 상태에 있는 산소)는 세포파괴의 주범으로 떠오르고 있는데 불안정한 자유전자는 안정된 상태가 되기 위해 어디에든 달라붙음으로써 세포에 막대한 피해를 입힐 수 있기 때문이다. 노화에 관한 활성산소이론은 마침내 과학계로부터 인정을 받게 되었으며, 우리 몸에 가장 많은 산화방지제(노화방지제)는 카탈라아제(catalase)와 슈퍼옥사이드 디스뮤타제(superoxide dismutase)라는 효소이다. 아마도 방사능을 가장 잘 견뎌낼 수 있는 생물이라 여겨지는 바퀴벌레는 심지어는 원자에서조차 살아남을 것이라고들 하는데, 이 두 가지 효소를 믿을 수 없을 만큼 풍부하게 체내에 간직하고 있다는 사실이 최근에 발견되었다.

2) 걷 기

(1) 걷기 전 준비운동(워킹의 종류에 관계없이)

① 발을 약간 벌린 상태에서 가볍게 10~20회 정도 뛴다.

② 두 발을 벌리고 가볍게 두 손으로 허리를 짚은 상태에서 목을 좌우로 천천히 돌려 늘려준다.

③ ②와 같은 자세에서 고개를 양옆으로 천천히 돌려준다.

④ 양손을 깍지를 낀 후 두 팔을 머리 위로 높이 올린다.

⑤ 두 팔을 뒤로 돌려 깍지를 낀 후, 팔을 곧게 편 채 위로 올린다.

⑥ 다시 두 팔을 앞으로 돌려 깍지를 낀 후, 머리 위로 높이고 상체와 함께 왼쪽으로 최대한 기울인다.

⑦ ⑥과 같은 방법으로 오른쪽으로 몸을 기울인다.

⑧ 다리를 약간 벌린 상태에서 상체를 서서히 앞으로 굽혀 손바닥이 땅에 닿도록 한다. 이때 무릎을 구부리면 안 되고, 손바닥이 바닥에 닿지 않더라도 최대한 바닥

을 향하도록 한다.

⑨ 다리를 어깨넓이로 벌리고 손으로 허리를 받친 자세로 상체를 뒤로 젖힌다.

⑩ 다리를 어깨높이로 벌린 후 두 팔로 허리를 잡고 시계 방향과 시계반대방향으로 번갈아 돌린다.

⑪ 선 자세에서 오른쪽 발끝을 잡아 다리 뒤로 잡아당긴다. 반대편도 시행한다.

⑫ 선 자세에서 오른쪽 발을 들어올려 무릎을 두 손으로 감싼 후 가슴쪽으로 당긴다. 반대쪽도 시행한다.

⑬ 발을 모은 자세에서 허리를 굽히고, 무릎을 두 손으로 감싸 오른쪽과 왼쪽으로 돌려준다.

⑭ 가볍게 발목을 돌려준다.

(2) 걷는 방법

곧은 자세에서 발과 팔은 11자를 유지하여 자연스럽게 걷는다. 어깨를 편하게 유지하고 왼발을 앞으로 할 때 오른손도 앞으로 하여 자연스러움을 유지한다. 팔은 항상 대각선을 유지해야 한다.

우선 양쪽 다리에 몸무게를 고르게 싣고 발가락을 쭉 뻗어 안정감 있게 선다. 골반은 앞으로 기울이고 엉덩이 아랫부분을 당겨 넣는다. 가슴은 쫙 펴고 어깨는 자연스럽게 내리며, 목은 부드럽게 뻗는다. 턱밑은 바닥과 정수리는 천장과 평행이 되는 느낌으로 한다. 배꼽을 안으로 집어넣으며 똑바로 서면 척추가 자연스럽게 펴질 것이다. 이것이 서있을 때의 가장 좋은 자세이며, 이 자세를 유지하면서 걸으면 된다.

운동이 끝난 후 가장 피로해지기 쉬운 발의 피로를 풀어주는 것도 중요하다. 특히 운동을 처음 시작한 경우나 오랜만에 운동을 한 경우에는 발의 피로를 그때그때 잘 풀어주어야 한다. 발의 피로를 제때에 풀어주지 않으면 심한 경우 발바닥이 화끈거리고 아킬레스건에 무리가 올 수 있다. 다음의 방법으로 발의 피로를 풀어주자.

호흡기나 순환기의 작용을 높여서 운동의 효과를 높이자면 1회 운동시간은 일반적으로 20~30분 정도가 적당하고 1주일에 3~4회의 빈도로 하는 것이 바람직하다. 그러나 1~2회라도 생활습관 속에 짜넣어 규칙적으로 실시하면 어느 정도 효과가 있다. 단, 효과는 최소 1~2개월 뒤에 나타나므로 운동을 지속적으로 실시해야 한다는 것을 잊지 말아야 한다. 계단을 오르내리면 체지방과 혈압수치를 낮춰 조기사망 위험을 15% 감소시킨다고 하며, 매일 8층 계단을 오르내리는 사람은 심장질환으로 사망할 위험을 33% 정도 낮출 수 있고 하루 2km를 걷는 사람보다 사망위험이 22% 낮아지는 것으로 밝혀졌다. 평균 5~20층까지 오르내린 사람은 유산소 양이 8.6% 늘었고 허리둘레 체지방 수는 2% 가량 줄었으며 혈압수치는 2.3%, LDL콜레스테롤 수치는 3.9% 감소했다고 연구발표 사례가 있다.

심장이 걱정되면 계단 오르내리기를 권하며, 다리는 제2의 심장으로 계단 오르내리기는 심폐기능을 높이고 몸 전체에 활력이 생긴다고 한다.

계단을 오를 때는 체중의 2~3배, 즉 체중이 60kg일 때 120~180kg의 압력이 발에 실리게 되며 5분 계단을 오르면 40Kcal가 연소되며 한 계단 오르면 4초의 수명을 연장할 수 있다는 계산이 나온다고 한다.

(3) 걷기의 효과

걷는 운동은 심폐지구력을 적절하게 발달시킨다. 걷는 속도가 증가함에 따라 산소 섭취량도 증가하여 유산소운동의 효과가 나타난다. 이는 체력을 향상시킬 뿐 아니라 심장병이나 고혈압, 당뇨병 등의 성인병예방에 효과가 있다.

- 호흡의 능률이 높아져서 산소섭취량이 증가한다.
- 다리와 허리의 근력이 강화된다.
- HDL 콜레스테롤이 증가한다.
- 고지혈증이 개선된다.
- 심장이나 폐의 기능이 향상된다.
- 뼈의 밀도가 유지된다.
- 고혈압이 개선된다.
- 당뇨병이 개선된다.

(4) 효과적인 걷기란?

걷기란 배를 내밀지 않은 상태에서 허리를 바로 세운 상태로 팔에 무리한 힘을 주지 말고 자연스럽게 움직이면서 반듯이 걷는 것이다.

① 팔을 리드미컬하게 흔든다

팔은 어깨에 힘을 빼고 앞뒤로 보통 걸을 때와 같이 자연스럽고 리드미컬하게 흔들며, 머리는 숙이지 않고 앞을 주시한다. 빠르게 걸을 때는 팔꿈치를 90도 전후로 구부려서 걷는다. 질질 끌듯이 발바닥 전체로 착지하는 걸음법은 보폭이 좁아져 다리의 근육을 제대로 사용하지 못하게 된다. 발바닥 전체로 내딛게 되면 쉽게 피로가 오고 발에 통증을 느끼기 쉽다.

② 자신에게 알맞은 강도로 운동하기 위해서 목표 심박 수 확인이 필요하다

효과적인 운동강도는 일반적으로 자신의 최대 심박 수의 70~80% 정도이다. 자신의 최대 심박 수는 220-연령이라는 공식으로 쉽게 계산할 수 있다. 걷기속도를 더 빨리하여 심장과 폐에 충분한 자극을 줄 수 있도록 해야 운동의 효과를 얻을 수 있다.

처음에는 1분에 60~70보로 15분에서 30분 가량 걷는 것이 좋다. 주당 운동의 빈도는 3~4회 정도가 좋다. 근육의 수축과 이완기능이 떨어져 경직되는 증상이 나타난다. 운동 후의 스트레칭은 근육의 회복기능을 향상시키는 역할을 한다.

③ 옷은 땀이 잘 흡수되는 것으로 가볍게 입는 것이 좋다

추운 날씨에는 두꺼운 옷 한 벌보다는 얇은 옷 여러 벌을 입는 것이 보온에 효과적이며 장갑, 두꺼운 양말, 털모자 등을 착용하는 것이 좋다.

계단을 오르내리면 체지방과 혈압수치를 낮춰 조기사망 위험을 15% 감소시킨다고 하며, 매일 8층 계단을 오르내리는 사람은 심장질환으로 사망할 위험을 33% 정도 낮출 수 있고 하루 2km를 걷는 사람보다 사망위험이 22% 낮아지는 것으로 밝혀졌다. 평균 5~20층까지 오르내린 사람은 유산소 양이 8.6% 늘었고 허리둘레 체지방 수는 2% 가량 줄었으며 혈압수치는 2.3%, LDL콜레스테롤 수치는 3.9% 감소했다는 연구발표 사례가 있다.

보통 수영은 40Kcal 정도 열량을 소비하며 조깅 5분은 60Kcal, 계단을 5분 오르면 40Kcal가 소모된다는 연구결과가 있어, 지방을 줄이고 관절을 유지하는 인대와 근육을 강화시켜 신진대사를 향상시킨다. 무릎, 허리가 약하거나 심장이 걱정되면 계단오르내리기를 권하며 다리는 제2의 심장으로 계단오르내리기는 심폐기능을 높이고 몸 전체에 활력이 생긴다고 한다.

④ 운동할 때는 15분 간격으로 물을 마셔라

탈수를 예방하기 위해서 운동 중에 꼭 수분을 보충해야 한다. 규칙적으로 마시면 운동시간이 지속되어도 체온이 일정하다.

땀으로 손실된 만큼 신체 내 염분농도가 높아지고, 이로 인하여 체온이 급격히 상승하게 된다. 진한 노란색의 소변이라면 탈수증상이다. 물을 많이 마셔서 소변을 맑게 유지하는 것이 중요하다. 운동하기 2시간 전에 물 한 컵 정도를 마신다. 그리고 15분 전에 다시 한 컵을 마시고, 운동 중에도 역시 15분마다 물을 한 컵씩 계속 보충해 주는 것이 중요하다.

치유는 계속된다. 치유가 진행되면서 생각이 예리해지고, 판단이 확실해지고, 믿음직스러워지며, 집중력과 기억력이 향상되고, 다른 사람과 어울리고 싶은 열망도 더 커지며, 감정들이 더욱 여유로워지고 낙관적이며, 생기에 넘친다는 것을 알게 된다. 독립적인 사람이 되었음을 느낀다. 밖으로 나가고 싶어지고, 계속 움직이게 될 것이며, 새로운 일을 해보고 싶어질 것이다.

(5) 걷기의 종류

① 노르딕 워킹

누구나 유산소운동 하면 걷기를 최고로 알고 있다. 그 이유는 언제, 어디서, 누구나, 안전하게 운동할 수 있고 큰 운동효과를 볼 수 있기 때문이다. 걷기는 여러 가지 운동효과가 있지만, 안전하면서도 체내지방을 에너지원으로 사용하는 최고의 운동이므로 유산소운동의 대표로 뽑히고 있다.

그 중 노르딕 워킹은 핀란드의 스키선수와 바이애슬론 선수들이 여름에 훈련할 수 있도록 고안한 것으로, 양손에 폴대와 같은 긴 막대기를 들고 걷는 특징이 있다. 또한 폴대로 바닥을 밀어주며 걷기 때문에 긴장된 어깨와 목의 근육을 풀어주고 등통을 해소해 정형외과의 재활치료로도 이용된다.

이처럼 상체근육을 사용하여 걷는 노르딕 워킹은 일반적인 걷기에 비하여 전신의 90퍼센트에 달하는 근육을 사용하고 좌우, 상하 등의 균형을 조화롭게 하여 자세교정 및 신진대사의 원활함을 극대화하는 아주 큰 장점이 있다. 노르딕 워킹은 걷는 속도 역시 조절해 주는 키 역할을 하고 일반 걷기가 1시간에 280cal를 소비하는 데 비해 노르딕 워킹은 같은 시간에 두 배에 가까운 400cal를 소비한다. 따라서 에너지 대사를 높이고 에너지원으로 지방을 사용하는 것 또한 특징이라고 할 수 있다.

그리고 양손에 든 폴의 이용으로 걸을 때 다리에만 의존하는 힘이 팔 쪽으로 30% 정도 분산되어 체력소모를 줄일 수 있다. 이는 체중분산의 효과로 이어져 허리와 무릎 등의 관절에도 부담을 줄여주게 된다. 이에 따라 평소 운동부족으로 근육량이 부족한 사람들에게는 노르딕 워킹이 아주 좋은 운동으로 추천되고 있다. 근육강화와 함께 뼈의 밀도를 높여 여성들에게 흔한 골다공증을 예방하기 때문이기도 하다. 혈압이나 당뇨병, 관절염 등으로 운동이 절실한데도 운동하기 힘든 중 · 장년층들도 무리 없이 즐길 수 있는 최상의 운동이라 할 수 있다.

〈걷는 방법〉

- 곧은 자세에서 발과 폴은 11자를 유지하여 자연스럽게 걷는다.
- 어깨를 편하게 유지하고 팔을 든 팔은 몸에 가까이 한다.
- 앞으로 전진할 때 그립은 강하게 잡지 않고 스트랩을

이용한다.

- 왼발을 앞으로 할 때 오른손도 앞으로 하여 자연스러움을 유지한다.
- 팔은 항상 대각선을 유지해야 한다.
- 팔을 뒤로 끝까지 밀고 동시에 팔을 뒤쪽으로 쭉 뻗는다.
- 뒤쪽으로 뻗을 때 손에 힘을 뺀다.

② 마사이 워킹

마사이족의 뼈관절을 보면 척추와 허리가 곧게 뻗어 있는 것을 알 수 있다. 디딜 때 발을 지면에 밀착하고 엄지발가락을 앞으로 차올리는 방식이다. 마사이족이 발 전체로 걸음을 내딛는 데 반해, 일반인의 경우 발바닥이 아닌 대퇴부의 근육을 이용해 걷는다. 자연히 상체가 앞으로 숙여져 척추가 굽어지게 된다. 마사이식 걸음이 발바닥 전체로 하중을 분산시켜 관절의 충격을 최소화하는 반면, 일반인의 경우는 관절 곳곳에 무리가 생기는 걸음으로 걷는다.

팔을 힘차게 흔들어서 보폭을 넓혀 빠르게 걸어야 한다. 파워워킹은 팔을 90° 각도로 힘차게 흔들면서 보폭을 넓혀 빨리 걷는 것이다. 등과 다리 근육을 많이 사용하게 되어서 운동효과는 더욱 커진다. 모세혈관이 밀집되어 있어 모세혈관에 다량으로 포함된 산소가 지방을 연소시키기 때문이다. 키의 40% 정도로 하여 걷는 것이 마사이워킹의 정점이다.

워킹은 나이가 들수록 관절과 근육이 약해지고 활동량이 감소하여 보폭도 줄어드는 것으로 밝혀졌다. 30대는 74.5cm로 줄다가 60대에서는 63cm로, 30대보다 10cm 이상 좁아진다. 파워워킹의 경우 적당한 보폭은 자신의 키에 0.45를 곱한 값이다. 큰 보폭으로 빨리 걸으면 심폐기능도 많이 향상된다.

워킹 시 유의할 점은 15분 간격으로 물마시기를 게을리하지 않는다.

탈수를 예방하기 위해서 운동 중에 꼭 수분을 보충해야 하며 규칙적으로 마시면 운동시간이 지속되어도 체온이 일정하게 유지된다.

땀으로 손실된 만큼 신체 내 염분농도가 높아지고 이로 인하여 체온이 급격히 상승하게 된다. 진한 노란색의 소변이라면 탈수증상이다. 물을 많이 마셔서 소변을 맑게 유지하는 것이 중요하다. 운동하기 2시간 전에 물 한 컵 정도를 마시고 15분 전에 다시 한 컵을 마시고, 운동 중에도 역시 15분마다 물을 한 컵씩 계속 보충해 주는 것이 중요하다.

③ 에코힐링워킹

에코힐링워킹의 발동작은 다음과 같다.

- 무릎을 뻗거나 굽히지 않은 자연스러운 상태를 유지하면서 왼발을 앞으로 가져가는데, 이때 발가락이 약간 위를 향하도록 한다.
- 보통 보폭으로 뒤꿈치부터 바닥에 내려놓는다. 오른발은 이때까지 움직이지 않는다.
- 왼발 뒤꿈치가 땅에 닿으면 오른발을 들어 오른발 앞꿈치와 왼발 뒤꿈치에 체중이 똑같이 나눠지도록 한다.
- 왼발로 땅을 구르듯이 하며 체중을 왼발에 싣는다. 그리고 오른발의 앞꿈치로 땅을 힘있게 밀어낸다.
- 뒤에 있던 오른쪽다리를 앞으로 가져오는데 발이 땅에서 멀리 떨어지지 않도록 한다.
- 처음 왼발을 뻗을 때와 같은 자세로 오른발을 뻗으며 위의 동작을 반복한다.

④ 맨발로 숲길워킹

맨발로 걷는 것은 숙면, 소화기 계통 강화, 변비 해소 등에 아주 효과가 있다. 맨발로 걸으면 먼저 마사지 효과로 우리의 몸과 마음이 이완된다. 그리고 혈액순환이 잘 된다. 장에 자극을 주어 소화와 배변활동을 돕는다. 특히 변비로 고통을 겪는 사람들에게 권할 만한 운동은 숲길 맨발 걷기다. 『맨발로 걷는 즐거움』이란 책에 따르면 맨발걷기는 남자의 성기능을 강화시키고, 갱년기 여성의 생리활동도 활발하게 해주며, 무좀과 냄새로부터 해방시켜 준다고 한다. 그러나 맨발걷기는 30분 이상 하면 몸에 무리가 오기 쉽다. 특히 당뇨가 있는 사람은 피부가 연약하므로 조심해야 한다. 임산부에게도 맨발걷기는 위험하다. 맨발걷기가 끝나면 발을 깨끗이 씻고 마사지를 해주어 발의 피로를 풀어주는 것이 좋다. 걸을 때는 곡물이나 볶은 콩을 씹는 것이 효과적이다.

3) 목욕법

코와 몸 전체로 흡수하는 방법이다. 아로마 목욕의 장점은 스트레스 해소와 미용효과이다. 몸 속에 침투된 오일은 체내의 임파액이나 혈액과 같은 체액에 의해 온몸으로 운반

되면서 치료해야 할 내장기, 세포, 분비샘, 신경조직에 도달해 작용을 시작한다.

목욕의 대표적인 형태는 전신욕과 좌욕 그리고 족욕 등이 있다.

아로마 에센셜 오일을 이용해서 전신욕을 할 때에는, 우선 욕조에 물을 가득 채운다(이때 가장 이상적인 물의 온도는 35~38℃ 정도이다). 에센셜 오일을 물에 넣는다. 오일 3~5방울을 자연 유화제(乳化劑)인 100ml의 생크림(생크림 대신에 두유를 사용해도 되나 유화작용은 약간 떨어진다)이나 1숟가락의 꿀 혹은 1티스푼의 죽염과 섞은 후 욕조의 물에 넣어야 한다. 목욕시간은 10~15분이 넘지 않도록 한다. 몸을 따뜻하게 하거나 바로 잠자리에 들도록 한다.

위산과다(공복일 때 위가 아픈 경우가 많음)라면 42℃ 이상의 뜨거운 목욕물에 단시간 들어가는 것을 권한다. 피부혈관이 확장되어 위액분비가 억제된다. 위 · 십이지장 궤양도 직접적인 원인은 위액이 점막을 공격하는 것이므로 뜨거운 물에 몸을 담그는 게 효과적이다. 단, 과도한 정신적인 스트레스가 간접적인 원인인 경우가 매우 많은데, 이때는 아침이나 낮 동안에는 뜨거운 물로 하고 취침 전에는 미지근한 물에 충분히 담그는 것이 좋겠다.

예를 들면, 만성위염, 위산이 지나치게 많은 위산과다, 반대로 위산이 지나치게 적은 저산증, 위하수에 위 자체의 근력저하가 합쳐진 위아토니 등이다. 또 가벼운 위 · 십이지장궤양일 경우도 있다. 아울러 일반적으로 사람들이 자주 말하는 신경성 위염이나 위경련은 정식병명이 아니다.

목욕요법을 제대로 잘 활용하기만 해도 증상은 점점 개선되어간다. 위의 트러블은 스트레스와 관계가 크기 때문에 목욕이 주는 완화효과만으로도 도움이 된다.

(1) 목욕물의 온도와 시간

목욕시간은 15~20분이 적당하다! 원하는 효과에 따라 물 온도를 선택하는 것도 효과적이다. 온도가 다르면 효과도 다르다.

① 고온욕

- 42~45℃의 물
- 강도 높은 육체노동을 하거나 만성피로에 시달리는 사람, 암세포를 죽일 수 있는 온도이기도 하다.

② 미온욕

- 36~39℃의 물
- 혈액순환, 진정작용, 진통, 근육이완, 관절, 노년층, 머리가 복잡하고 스트레스에 시달리는 사람, 불면증, 고혈압, 동맥경화증, 심장병, 중풍, 수족마비가 있는 사람에게 효과적이다.
- 입욕은 주 1~2회, 20~30분 정도가 적당

③ 반신욕

- 정신적 긴장과 스트레스 해소
- 여성들의 생리불순, 생리통, 갱년기 장애, 자궁질환에 특히 효과적
- 방광염, 요도염, 어깨결림, 무릎 신경통, 퇴행성 관절염, 류머티즘 등 여러 질병의 증상개선에 큰 도움
- 감기예방과 회복

④ 족욕

- 족욕과 각탕의 효과 : 감기 등 감염병의 초기증상, 고혈압, 중풍, 불면증, 신경불안증상 기타 심신의 피로회복

에 효과

- 족욕의 방법 : 40~43℃ 정도의 물에 발목 아랫부분을 10~20분 정도 담근다.

⑤ 냉 · 온욕

- 냉 · 온욕을 하는 방법
  - 냉탕에서 8회, 온탕에서 7회, 각각 1분씩
  - 반드시 냉탕에서 시작, 냉탕으로 끝내야 한다.
  - 온탕의 온도는 40±2℃, 냉탕은 15±2℃가 이상적
- 냉 · 온욕의 효과
  - 스트레스, 만성피로 해소에 탁월, 미용효과, 노폐물 배설 촉진
  - 류머티즘성 관절질환, 요통이나 무릎통증 등 각종 관절통, 만성소화기질환에 효과적, 고혈압, 당뇨, 뇌졸중 등의 보조요법으로도 이용
  - 심장이 약한 사람이나 혈압이 높은 사람들은 조심해야 한다.

⑥ 병증에 따른 목욕법

- 신경질환과 목욕(스트레스) : 36~39℃의 미온수에서 20~30분간 천천히 목욕하는 미온욕이 효과적
- 호흡기질환과 목욕
  - 호흡기질환엔 비파엽, 소엽, 박하 등이 입욕재로 적당
  - 후추, 복숭아씨, 치자열매를 달인 40~50℃ 온도의 물에서 1일 3회 30분식 족탕
- 아토피 피부 목욕
  - 잦은 목욕은 금물, 해조목욕, 박하목욕, 창포목욕, 비파잎 엑기스 목욕 등이 효과적
  - 미지근한 36~38℃의 물이 적당

(2) 풍욕, 바람으로 질병을 다스린다

풍욕(風浴)은 로브리(Laubry) 요법 또는 대기요법이라고도 하며, 프랑스의 의학자 로브리 박사가 창안한 것을 온대지방에 맞게 개량한 것이다. 풍욕은 말 그대로 바람목욕법이다. 피부에 신선한 바람, 즉 신선한 공기를 충분히 들이마시도록 옷을 벗었다 입었다 하는 동작을 반복하는 것이다.

모공이 수축과 이완작용을 반복하게 되고 혈액순환이 원활하게 된다.

우리 몸은 피부가 호흡을 함으로써 공기 속의 산소와 질소를 받아들여 체내의 에너지 대사를 촉진하면, 체내의 일산화탄소가 이산화탄소로 바뀌어 체외로 배출되도록 되어 있다. 옷을 겹겹이 껴입으면 피부호흡이 원활하게 이루어지지 못해 신진대사에 문제가 생기고 병에 걸리기 쉬운 체질이 된다.

옷을 벗으면 피부가 바깥 공기와 직접 닿으면서 피부의 무수한 모세혈관이 수축, 혈관 내에 있는 혈액은 확장되어 혈액이 다시 모세혈관으로 흘러들어오게 되는 것이다. 체내에 발생한 일산화탄소(CO)를 산화시켜 탄산가스로 만들어 몸 밖으로 발산시킨다. 동시에 요산을 비롯한 노폐물의 발산을 촉진하여 혈액, 임파액을 깨끗하게 한다. 피부가 튼튼하게 되므로 얇게 입는 습관을 붙이게 되면 감기에도 잘 걸리지 않게 된다. 간장병, 암, 위궤양 등의 치료에 절대적으로 필요함은 물론, 일상의 건강유지에도 탁월하다.

나체가 되어 온몸을 공기에 노출시키는 것이 좋다. 20초 동안 나체로 있다가 담요나 두터운 외투 등으로 몸을 덮어 1

분 동안 체온을 높인다. 그리고는 30초 동안 나체로 있다가 다시 1분 동안 몸을 덮는다. 시간을 10초씩 늘려나가 나체로 있는 시간이 120초가 될 때까지 하면 한 차례의 풍욕이 끝나게 된다. 하루 1회 정도가 충분하지만 난치병 환자일 경우에는 하루 6회 이상 꾸준히 행해야 한다. 불면증이나 신경쇠약이 있는 사람들은 잠들기 전에 좌욕을 한 후에 풍욕을 하면 그 즉시 놀라운 효과를 느낄 수 있다.

〈풍욕의 효과〉

- 혈액순환 원활
- 감기예방, 일상건강 유지에 탁월
- 간장병, 암, 위궤양 등의 치료에 탁월

(3) 죽림욕의 효과

① 음이온 발생이 높다

음이온이란 전기를 띤 눈에 보이지 않는 미립자로 마이너스(-) 전기가 음이온이다. 음이온이 공기 1cc당 1,000개 이상으로 풍부해지면 뇌에서 알파파의 활동을 증가시켜 천식과 편두통을 완화시켜 준다.

② 풍부한 산소방출로 대숲에 들어가면 시원하게 느껴진다

실제 대숲 안과 밖의 온도는 4~7℃ 정도 차이가 나고 10㎡당 0.37톤의 산소(O_2)를 발생하기 때문이다. 그래서 밤하늘이 맑고 깨끗하게 보인다고 하겠다.

③ 심신안정효과

사시사철 푸른 대나무는 그 푸르름으로 인하여 뇌파를 발생시켜 스트레스 해소와 심신의 안정으로 행복감을 갖게 한다.

④ 지조와 절개의 상징

대나무는 예로부터 사군자의 하나로 지조와 절개의 상징이었다. 부러질지언정 꺾이지 않는 대나무의 곧음은 선비정신이며 사계절 변함없는 푸르름은 일편단심을 뜻하여 가족, 친구, 연인과 함께 대숲 속을 거닐면 사랑과 우정을 돈독히 할 수 있을 것이다.

4) 1일 8잔의 물을 마셔라

1일 8잔의 물은 건강을 찾는 데 도움을 준다. 물과 인체의 연관관계를 염두에 두고 물을 항상 가까이 해야 한다.

• 화장실에 한 번 갈 때마다 소변으로 배출되는 수분을 보충하기 위해 하루 8컵의 물을 마신다. 그리고 무더운 날에는 하루 16컵 정도의 수분이 땀으로 배출된다. 하지만 추운 날씨에도 더운 날씨만큼의 수분이 필요하므로 물이 얼마나 필요한 것인지 알아야 한다.
• 잠이 들기 전에 4~5모금 정도의 소량의 물을 마시는 것을 잊지 않아야 한다. 그리고 아침에 잠자리에서 일어나자마자 전날 밤에 부족했던 수분을 보충하기 위해 물을 한 컵 가득 마신다.
• 갈증은 탈수상태를 나타낸다. 물을 충분히 마시지 않으면 피부가 건조하고 간지러워지며 아침에 일어날 때 무기력하거나 낮 동안 피로를 느낄 수 있다. 수분 부족은 피로의 첫 번째 원인이다. 가벼운 탈수는 신진대사를 3%까지 저하시키고 장기간의 탈수는 고혈압, 순환기장애, 소화기불량, 신장기능 저하 그리고 신체기능 저하를 가져올 수 있으며 심지어 두통과 현기증까지도 유발할 수 있다. 하지만 사람들은 갈증에 너무 익숙해져 있고 갈증을 허기로 착각하기도 한다.
• 하루에 물을 8컵에서 10컵 마시는 것만으로도 일반적

인 통증과 고통은 80%나 줄어들 수 있다. 물을 하루 5컵 마시면 대장암 위험률 45%, 유방암 위험률 79%, 방광암 위험률이 50%까지 감소한다고 한다.

7 치유반응

숲 치유요법을 시작한 지 나흘 후부터 혈독소와 림프독소를 제거하고 혈류와 면역이 증진되면서 암은 물론 만성염증이나 궤양, 고혈압, 당뇨 등이 치유되기 시작한다. 신체의 치유가 시작되면 선택적으로 치유되지 않고 전체적으로 치유반응이 나타난다. 치유반응으로 온몸에 발병된 손상을 한꺼번에 치유하게 된다.

이처럼 강렬한 자연치유가 일어나는 동안 호전반응으로 알려진 발열, 부종, 통증, 출혈, 가려움, 기침, 가래, 오한, 콧물, 몸살, 현기증, 눈꼽, 발진, 구내염, 메스꺼움, 우울증, 식욕부진, 불면, 설사, 변비, 혈당상승, 음식에 대한 혐오감, 복부팽만, 화, 분노 등의 증상이 나타난다.

보통 첫 번째 치유반응은 6일 이후에 나타나며 1일에서 3일 정도 짧게 지속되고, 두 번째 치유반응은 체력이 보강되어 30일 이후에 심하게 나타나며, 7일에서 15일 정도 지속되며, 세 번째 치유반응은 90일 이후에 더욱 심하게 나타나며 15일에서 30일 정도 지속된다.

스테로이드용법이나 항암요법을 받은 경우에는 보통 6개월 후에 치유반응이 심하게 나타난다. 이처럼 치유반응이 단계적으로 나타나는 이유는 병든 신체는 축적된 독소를 한 번에 제거할 수 있는 해독력이 없기 때문이다. 그래서 신체의 독소에 대한 해독력의 회복 정도에 반응해서 단계적 치유반응이 나타나는 것이다.

위와 같은 반응은 숲 치유요법으로 면역과 혈류가 정상화되면서 세포에 축적된 오래된 독소를 제거하고 새로운 세포를 재생시키는 과정에서 나타나는 긍정적인 반응이므로, 숲치유 면역요법으로 이 과정이 지속되도록 독려하여 질병을 완치하기 위해서 치유반응을 반드시 거쳐야 하는 필연적인 반응이므로, 두려워하지 말고 치유가 완료되어 증상이 사라질 때까지 지속적으로 숲 치유요법을 실시하도록 한다.

100일 동안만이라도 동물성 음식은 절대 먹지 않도록 한다.

30분 이상 걷기 외에도 아랫다리가 튼튼하게 옥외 반신욕 또는 각탕법을 20분 이상 한다. 환부 또는 전신 온열요법, 효소나 차, 죽염과 생수를 마신다.

체력이 있어야 발열을 견디어낼 수 있다. 림프구의 비율이 10% 이상 남아있을 때 기준이다.

쉽게 말해서, 자기 힘으로 식사를 하고 비틀비틀해도 자기 스스로 걷는 체력이 남아있는 상태를 말하며, 체온도 35℃ 정도는 유지될 때이다.

질병별 치유반응 증상

질 병	치유반응 증상
암	발열, 통증, 부종, 출혈, 홍반, 혈변, 혈담, 설사, 변비, 졸음, 갈증, 구토, 현기증, 눈꼽, 기침, 우울, 불안, 불면, 분노, 구내염, 소양증
당 뇨	일시적 혈당상승, 탁뇨, 거품뇨, 피로, 손발저림, 현기증, 구내염, 발열, 통증, 부종
심혈관 질환	현기증, 흉통, 답답증, 발열, 통증, 부종
고혈압	일시적 혈압상승, 현기증, 발열, 통증, 부종
간질환	피로, 혈변, 출혈, 구토, 발열, 통증, 부종
위궤양	구토, 메쓱거림, 속쓰림, 발열, 통증
신장염	비만, 현기증, 발열, 통증, 부종
관절염	발열, 통증, 부종, 현기증, 졸음
폐렴, 기관지염	발열, 통증, 구토, 기침, 가래
장 염	설사, 복통, 소양증, 구토, 발진, 시력저하, 눈꼽, 충혈, 발열, 부종
신경질환	불면증, 불안, 초조, 흥분, 구건, 발열, 통증, 부종
자궁질환	발열, 통증, 부종, 습진, 출혈
산성체질	비뇨, 구건, 홍반, 졸림, 발열, 통증, 부종
알레르기 질환	발진, 소양증, 홍반

07

민간요법의 약용식물

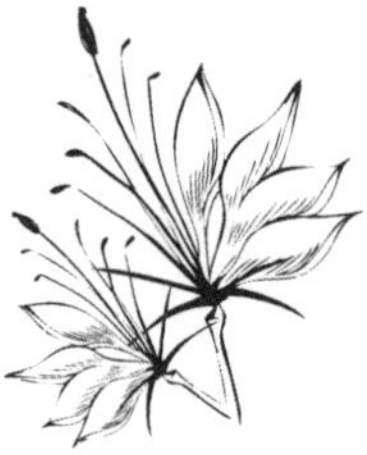

1 민간약이란 무엇인가?

민간약(folk medicine)이란 과학적인 근거는 없으나 경험적으로 약물로 이용하고 있는 물질을 말한다. "민간에서 옛부터 써내려오는 약"이 전승치료법, 즉 민간요법, 민약 또는 상약이라 하고 전승약물에서 출발하여 발달한 치료법이다. 신약개발에 소중한 자료가 될 수 있으며, 재료가 생활주변에서 흔히 구할 수 있는 식물로 민간약은 비교적 부드러워서 크게 위험성이 없는 것으로, 민간약의 재료들이 식물, 동물, 광물 등의 천연물로 되어 있어 생약을 사용하는 한방 치료법과 혼동되는 수도 있지만 민간약은 한약과는 구별되어야 한다. 민간약은 오로지 경험만 있지 이론이 없다는 것이 한약과 다른 점이다. 병의 증상에 대한 정확한 진단 없이 스스로 느끼는 간단한 증상에 대하여 대중요법식으로 사용되고 있는 것이 보통이다.

민간약과 한약의 차이점을 구체적으로 따져보면 한약은 처방전에 따라 복합제로 되어 있는 것이 일반적이다. 그러나 민간약은 대체로 한 가지 생약을 단방으로 사용하는 것을 말하며, 한약은 그 처방이 의학서적에 근거를 두고 있으나 민간약은 구전 또는 간단한 전승기록에 의존해서 이용되는 것으로 식물을 사용하는 방법에도 차이가 있다. 민간약은 단일 증상이나 병명에 의한 스스로의 판단에 의하여 단방으로 투약되는 것이라 할 수 있다.

2 식물이 가진 약용물질

식물의 뿌리, 잎, 껍질, 열매 등을 사용해서 단순히 말리거나 잘게 써는 정도의 원시적인 상태의 약이다. 식물성분은 일반성분인 전분, 셀룰로오스, 지방, wax 등과 특수성분인 alkaloid, 배당체, 정유, 수지, 탄닌 등이 있으며 약효를 나타내는 특수성분이다.

- Alkaloid : 분자 내에 질소를 함유하고 있는 알칼리성의 유기물질을 말하며 아랍어의 alkali+oide(like)에서 유래되었다. 질소를 함유한 화합물로서 알칼리성을 나타내는 화합물은 보통 뿌리나 열매에 많이 함유되어 있다.
- 배당체(Glycoside) : 당이 유기물과 에델결합을 하고 있는 것으로서 묽은 산이나 묽은 알칼리 또는 효소에 의해 가수분해되어 당이 유리된다. 이때 생성된 당 이외의 물질을 aglycon이라 하며, aglycon의 어미에는 대개 genin을 붙인다. 즉, 배당체는 화합물 중에 함수탄소를 함유하고 있는 화합물로 강심배당체로 사용하는 digitalis가 대표적인 예이다.

- 정유(Essential oil) : 식물 중에 함유되어 있는 휘발성이고 방향(aroma)을 갖는 액체로서 보통 식물체를 증류하여 얻는다.
- 수지 : 소나무 같은 침엽수에 상처를 내었을 때 분비되는 무색-다갈색의 투명한 액이 시간이 지남에 따라 굳어진 것을 수지라 한다. 수지는 정유의 산화물이며 유기산, 알코올류, 에스터류의 혼합물이다.
- 탄닌(Tannin) : 수렴작용을 가진 식물성분으로 phenol성 유도체이다. 떫은 맛을 가진 오배자나 몰식자 등에서 얻으며 탄닌은 단백질과 중금속을 침전시킨다. 의약품으로는 화상과 설사치료에 사용된다. 그밖에 식물에서 얻어지는 여러 가지 성분들이 있는데, 즉 flavonoid, anthraquinone, tannin, oil 등이 식물에서 분리되어서 약으로 사용되고 있다.

3 약용식물의 유형별 명칭

1) 초 본

- 1년생 초본 : 봄에 종자로부터 발아하여 봄, 여름, 가을 사이에 결실한다. 그해 겨울까지는 고사하여 종자를 남기는 초본식물이다.
- 2년생 초본 : 월년초라고도 한다. 종자가 발아되어 첫해에 뿌리, 줄기, 잎이 생장하고 다음 해에 개화하고 결실한 후 곧 고사한다.
- 다년생 초본 : 숙근초라고도 한다. 매년 줄기나 잎을 내어서 꽃을 피우며 2년 이상 생장하고 개화하고 결실한다. 가을에 지상부는 고사하지만, 다음 해에 뿌리와 근경에서 새로운 싹이 돋아나서 여러 해에 걸쳐 생존하는 초본식물이다.
- 만성초본 : 초질등본이다. 등본과 같이 덩굴지어 올라가거나 땅으로 기어가며 생장한다. 줄기가 초질이라서 월동 시에 고사한다.

2) 수목의 외형별 명칭

- 줄기 : 줄기가 위로 향하는 경상성이 대부분이지만 누운 향나무와 같이 복와성도 있고 포복성도 있다. 줄기가 변태되어 있는 지하경(땅 속 줄기), 포복경(땅 위로 기는 줄기), 위엽(줄기가 잎처럼 편평한 줄기), 다육경(선인장처럼 줄기가 다육화된 것) 등이 있다. 기타 구근류 중 지하경이 비대한 괴경(tuber), 구형으로 짧게 단축된 구경(corn), 잎이 육질화되어 짧은 줄기에 밀생하는 인경(bulb)이 있다.
- 소지(가지) : 1년생 가지를 소지(twig)라 하는데 눈, 엽흔, 탁엽흔, 엽침, 경침, 털 등이 있다. 가지 끝에 달린 눈을 정아(terminal bud)라 하고, 잎겨드랑이에 달린 것을 액아 또는 측아라 한다. 잎이 떨어진 자국을 엽흔(leaf scar), 탁엽이 있었던 자리를 탁엽흔(stipule scar)이라 한다. 표피 밑의 콜크가 표피를 뚫고 나와 통기작용을 하는 곳을 피목(lenticel)이라 한다. 또 가지의 중심부를 수(pith)라 한다.
- 엽 : 잎은 엽신, 엽병, 탁엽으로 되어 있다. 한 마디에 잎이 두 개씩 마주보고 달리는 것을 대생(opposite)이라

하고, 한 개씩 달리는 것을 호생(alternate)이라 한다. 한 개의 엽신으로 된 것을 단엽(simple leaf)이라 하고, 엽신이 분열하여 두 개 이상의 소엽으로 된 것을 복엽(compound leaf)이라 한다. 복엽은 분열한 모양에 따라서 손바닥 모양의 것을 장상복엽(palmately compound leaf)이라 하고, 날개깃 모양의 것을 우상복엽(pinnately compound leaf)이라 한다. 잎의 중앙기부의 맥을 주맥 또는 중륵이라 하고, 그곳에서 좌우로 갈라진 것을 측맥이라 한다. 잎 끝을 엽선이라 하고, 엽병에서 가까운 곳을 엽저라 한다. 잎의 가장자리를 엽연이라 한다.

- 꽃 : 꽃은 꽃받침, 꽃잎, 수술, 암술로 되어 있다. 암술과 수술 둘 다 있는 것을 양성화라 하고, 그 중 하나만 있는 것을 단성화라 한다. 수술만 있는 꽃을 숫꽃, 암술만 있는 꽃을 암꽃, 둘 다 없는 꽃을 중성화라 한다. 암수가 한 그루에 있는 것을 자웅동주, 따로 있는 것을 자웅이주라 한다. 화축에 달린 꽃의 배열을 화서라 한다.
- 열매 : 침엽수의 열매는 건과 또는 육질과이다. 피자식물은 과피(pericarp)와 종자(seed)로 되어 있고, 과피는 외과피(epicarp), 중과피(mesocarp), 내과피(endocarp)로

되어 있다. 중과피가 육질인 것을 육과피, 내과피가 종자에 붙어 있는 것을 핵이라 한다. 심피가 발달하여 과피가 된 것을 진과라 하고, 심피 주위의 것과 함께 발달하여 과피가 된 것을 위과라 한다. 과피가 벌어지는 것을 열 개과라 하고, 과피가 벌어지지 않는 것을 폐과라 한다. 한 개의 심피로 된 암술이 성숙하여 된 열매를 단과라 한다. 이에 대하여 둘 또는 그 이상의 암술이 성숙하여 된 열매를 복과라 한다. 복과 중에서 여러 개의 꽃이 모여 그 일부가 다즙질로 되어 있는 것을 다화과라 한다. 또 한 개의 꽃 안에 여러 개의 심피가 한 개의 열매처럼 되어 있는 것을 취과라 한다.

3) 과 일

(1) 진과

- 건폐과 : 수과(민들레, 대황), 시과(단풍나무, 신나무), 견과(밤)
- 거개과 : 골돌과(작약), 삭과(철쭉), 분열과(당귀, 시호)
- 육질과 : 장과(나무딸기), 감과(귤), 석류과(석류), 핵과(복숭아)

(2) 위과

• 단화과 및 단과 : 이과(사과), 장미과(장미), 영과(벼), 취과(Rubus)

• 다화과 : 구과(자작나무), 상과(뽕나무), 은화과(목화과)

4 약물의 이용요건

약이 곧 인체의 모든 건강을 책임지는 것으로 착각하고 있다. 약은 생명을 유지하고 병을 물리치는 데 없어서는 안 될 소중한 것이다. 하지만 약이 오히려 사람의 건강을 해치고 수명을 짧게 할 수도 있다. 약은 원래 질병을 치료하기 위하여 만들어진 것으로 질병의 치료효과를 기대하여 사용되어져야 한다. 과거에 사람들을 괴롭혀왔던 질병들이 급격하게 감소되어 평균수명이 늘어나고 영양섭취로 체격이 좋아진 것은 사실이다. 공해 및 정신적인 스트레스에 몸과 마음이 지쳐 있다. 증상을 완화시키는 대중요법에 치중하는 결과 약의 남용시대를 초래하고 있다. 질병의 치료와 예방의 유효성 뒤에는 이외의 부작용이 따르고 있는 것이 오늘

날의 현실이다. 인간이 본래부터 가지고 태어난 자연치유력을 개선시켜 우리의 건강을 유지시켜 주는 것임을 명심해서 약을 사용해야 한다.

5 약물작용

약물이란 균형을 잃은 신체의 기능을 정상으로 회복시키는 물질을 의미한다. 생리현상이 정상상태에서 벗어났을 경우 생리현상에 영향을 주어 정상화시키는 것이다. 약물은 어떤 형태로든지 작용을 일으키는데 이를 약효라고 부른다. 소화성 궤양은 산과 펩신이 있어야만 형성되며 산-펩신 분비와 점막 저항성 사이의 불균형에 의해 발생한다. 위 및 십이지장 점막은 정상적으로 점액층에 의해 위산자극으로부터 보호되고 있으며, 점막상피는 계속적으로 교체되므로 작은 상처는 곧바로 아물게 된다. 위액은 소화작용을 가지는 펩신(pepsin)이라는 효소를 포함하고 매우 강한 산성으로 되어 있어 과잉으로 분비되면 위 내지 장벽까지 손상을 입히는데, 이를 궤양이라고 한다. 이럴 때 위산을 중화하는 제산제(antacid, 산도를 낮추는 약물)를 사용한다. 제산제는 염과 물을 형성하는 약염기성 물질이다. 위궤양 및 십이지장궤양에 사용하는 약물은 수산화마그네슘이나 수산화알루미늄과 같은 약한 알카리화합물로써 단순히 산을 중화시키는 작용을 가지는 약물인 것이다. 삼투성 이뇨제는 사구체에서 여과는 되나 세뇨관에서 잘 흡수되지 않는 비전해질로 뇨의 삼투압을 높여 이뇨작용을 나타나게 하는 물질이다. 콩팥에서 만들어지고 있는 뇨는 우리 몸에서 생성된 노폐물을 제거하는 중요한 수단이다. 뇨의 양이 적을 경우 노폐물이 체내에 축적되고 있다고 보며 콩의 기능이 저하되면 뇨의 생성이 감소된다. 이때 뇨의 생성을 증가시키기 위하여 콩팥은 수없이 많은 네프론의 집합체 혈액이 네프론의 사구체를 지나는 동안 99% 이상이 여과되어 세뇨관으로 빠진다. 그런데 이 걸러진 여과물은 세뇨관을 거치는 동안 세뇨관세포에 의하여 99%는 재흡수되고 흡수되지 않은 나머지 1%는 그대로 방광으로 배설되어 소변이 되는 것이다.

6 투여량과 체질에 따라 생기는 유형

대부분의 약물은 질병치료에 유용한 작용이 있는 반면 인체에 해로운 작용도 있다. 전자를 약물의 작용 또는 치료효과라 하고 후자를 유해작용이라고 한다. 목적하는 바에 따라서 약물의 특정 작용이 부작용일 수도 있고 치료작용일 수도 있다. 여러 가지 작용이 나타나게 되는데 여기에는 다음과 같은 것들이 있다.

1) 부작용(유발하여 유해작용을 하는 경우)

투여량으로 나타나는 피할 수 없는 약리작용에 의한 약물반응을 뜻한다. 아스피린은 해열, 진통, 소염작용을 갖고 있다. 프로스타글란딘의 생성억제작용이 있어서 위벽손상, 혈액응고지연 및 분만지연 등을 유발할 수 있다. 프로스타글란딘 생성억제에 의하여 유발되는 현상으로 우리가 바라는 작용이 아닌 부작용이라 할 수 있다.

2) 독작용

약은 양이 지나치거나 또는 너무 장기간 사용할 경우 예

상했던 약효 외에 독성을 나타내는 반응성이 강한 산물들이 세포막이나 기타 세포의 주요 구조물을 공격한다. 세포기능에 타격을 주는 약은 적은 용량에서는 바라는 효과가 나타나고, 높은 용량에서 독작용이 나타나는 약물일수록 안전한 약물이라고 할 수 있다.

(1) 특이체질(Idiosyncrasy)

감수성이 예민한 환자에게 나타나는 약물투여에 따라 약리작용과 다른 비정상적인 약물반응이 나타나는 것을 말하며 면역기전에 의한 것은 아니다.

(2) 약물 알러지(Drug allergy)

알러지란 변질된 반응을 뜻하는 말이다. 즉, 약을 투여한 후에 특수한 항체가 생성되거나 또는 약이나 그 대사물에 의해서 감지된 림프구에 의해서 나타나는 반응을 말한다. 과민반응 항체를 생성하는 경우도 있다. 바로 이 항체가 항원과 반응하여 우리 몸에 오히려 불리한 병적 현상을 나타나게 하는 것이 알러지(과민반응)인 것이다.

소수의 사람에게 나타나고 소량의 약물에서도 일어날 수

있다. 인체 외부의 이물질에 대한 과민반응이기 때문에 코나 기관지 같이 숨을 쉴 때마다 먼지가 드나들기 쉬운 호흡기에 잘 발생하여, 알러지성 비염이나 기관지 천식 등의 호흡기 알러지가 가장 많다. 두드러기, 습진, 혈관부종 등의 피부 알러지이고 약물과 수시로 접하는 위, 장관의 알러지이다. 약물에 의한 알리지에는 페니실린이나 설파제, 스트렙토마이신 등 항생제 및 피라졸론계 유도체에 의한 과민반응은 잘 알려진 예이다.

(3) 아나필락시스(Anaphyaxis)

과민반응 중 가장 급격하고 위급하고 격렬한 면역반응이다. 아나필락시스란 방어(phylaxis)하지 못한다는 뜻이다. 과민반응이 일어나서 심한 경우에 쇼크에 빠져서 죽음에 이르게 한다. 피부홍조, 소양감, 오심, 구토, 경련성 복통, 숨이 차며 인후에 무엇이 걸린 것 같은 증상이 나타난다. 또 두드러기가 나서 매우 심한 소양감을 동반하며 대개는 24시간 이내에 소실되나 드물게는 48시간 이상 지속되기도 한다. 아나필락시스인 경우에는 흔히 호흡기가 표적장기가 된다. 기도폐색으로 인한 질식사의 위험도 따른다. 기관지 점액의 과분비, 기관지점막의 부종, 숨이 차고 가슴이 답답해지며 이명이 들리게 되는데, 이때 심한 저산소혈증과 과이산화탄소혈증이 나타난다.

7 약초의 종류

1) 방향성 약초

개미취(자완, 자원), 땃두릅(독활), 더덕(양유), 석잠풀(초석잠), 쑥부쟁이(산백국), 아카시아(자괴, 양괴), 잣나무(해송자, 잣), 장미(장미자, 장미화, 장미근), 꽃향유(향유), 해당화(매괴화, 구회화), 고삼(너삼), 갯기름나물(식방풍), 다래나무(미후리), 개다래나무(목천료), 마(산약), 머위(봉투채), 털머위(연초봉), 메밀(교맥갈), 모과나무(모과), 미나리(수근), 백목련(신이), 박하, 방풍, 갯방풍(북사삼, 해방풍), 배초향(곽향), 백선(백선피), 부추(구채), 비파나무(비파엽), 사상자(사주[蛇珠]), 산초나무(산초), 초피나무(초피, 화초), 생강, 오갈피나무(오갈피), 가시오갈피나무(자오가[刺五加]), 차나무(차엽), 천궁(궁궁, 향과), 파(총수, 총백), 황벽나무(황백, 황벽), 강활, 왕고들빼기(백용두, 고개채,

고마채), 귤(귤피, 청피, 진피), 명자나무(노자, 사자, 목과), 엄나무(해동피), 익모초(충울자), 창포(백창), 탱자(구귤, 지각), 후피향나무(창간목), 유자(등자), 꿀풀(하고초), 두릅나무(총목피), 당귀(참당귀), 주목(자삼), 인삼, 양파(양총)

2) 독성이 있는 약초

금낭화(금낭근, 하포모단), 노루귀(장이세신), 대극(경대극, 우독초), 독말풀(만타라자, 만타라엽, 양금화), 세잎돌쩌귀(초오, 오두), 마가목(마가자), 미나리아재비(모간, 노호초), 산철쭉(철쭉화, 양철쭉, 옥지), 사위질빵(여위, 배근초), 양귀비(앵속, 아편, 앵속각), 자리공(상륙, 상륙근), 까마중(용규), 꽈리(괘금동, 산장), 담배(연초), 매발톱나무(소벽, 구유근, 구유자), 모란(목단피, 목단화), 박새(산여로), 반하(끼무릇), 승마, 수선화(수선근), 애기똥풀(백굴채), 오미자(현급, 회급, 치자, 오매자), 옻나무(칠피), 으아리(위령선), 작약, 족도리풀(세신), 진범(진교), 천남성(남성), 토란(아우, 아우엽), 할미꽃(백두옹, 노고초), 현호색(현호), 동의나무(로제초, 여제초), 봉선화(금봉화, 지갑하, 봉선, 봉선근), 무릇(면조아, 지조), 사프란(장홍화, 번홍화), 예덕나무(야오동), 강활(지리강활), 피나물(하청화근), 아주까리(피마자), 복수초(설연

화, 눈색이꽃, 얼음새꽃), 배풍등(백초, 백영실, 귀목), 쥐방울(마두령, 청목향, 천선등)

(1) 독성이 있는 약초 취급법

확실히 알지 못하면 먹지 않거나 취급하지 않는 것이 좋다. 독성이 있는 약초는 코로 냄새를 맡으면 고약하고, 부드러운 피부에 문지르면 물집이 생기거나 부어오르며, 혀 끝에 대면 톡 쏘거나 화끈거리거나 부어오르고 심하면 마비되기도 한다. 약재의 종류, 치료의 목적, 질병의 종류에 따라 약재의 질(質)과 치료효과를 높이며 독성을 없애거나 순화시키고, 나쁜 냄새나 맛을 없애 보다 좋은 약재를 만들어, 먹기 좋게 하기 위해서 화제(火製), 수제(水製), 수화공제(水火共製), 염분처리 증자 등 법제를 하여 이용한다.

(2) 독초의 잎이나 줄기, 뿌리 등에 중독되었을 때

- 칡뿌리를 즙을 내어 한번에 150~200ml씩 3~4회 마신다.
- 발한, 구토, 오한, 두통 증상을 보일 때는 생강을 즙을 내어 한 잔(50ml)씩 마신다.

- 보리를 까맣게 태워 물로 달여 마시면 독초의 해독 및 이뇨작용과 배설작용을 돕는다.
- 감초 20g과 검정콩 20g을 물에 넣고 달여 마시거나 흑설탕을 물로 진하게 달여 마시면 독초의 해독작용과 이뇨작용을 돕는다.
- 묽은 죽 한 사발에 볶은 소금 2티스푼을 타서 먹는다. 여러 번 먹는다.
- 리포비텔린과 리포비텔레인산이 많은 달걀 노른자를 한번에 10개쯤 먹는다.
- 감초 30g, 검정콩 150g을 900ml의 물에 넣고 10분 가량 끓인 다음 그 물을 식혀서 마신다.

(3) 독초의 열매에 중독되었을 때

- 독초중독으로 복부에 복통증상을 느낄 때 찔레나무 열매나 장미열매 200g에 물 1.8l를 넣고 물이 반이 될 때까지 달여서 단번에 마신다. 설사를 하고 나면 독이 풀린다.
- 독초중독으로 복부에 통증증상이 느껴지면 육계(계수나무의 두꺼운 껍질 : 계피) 40g에 물 1.8l를 넣고 물이 반으

로 줄어들 때까지 달여서 여러 번 나누어 마신다. 5~6회 정도 마시면 독이 풀린다.

- 발한이나 오한, 구토, 두통 등의 중독증상이 느껴지면 감초 20g, 생강 20g에 물 1.8*l*를 붓고 반으로 줄어들 때까지 달여서 물 대신 마시면 해독이 된다.

3) 맛을 통한 오장의 이상 유무 진단법

질병에 걸리기 직전에 이르면 그 자각증상으로 입맛이 변하고, 건강을 유지하기 위하여 보약을 먹기도 하지만 무엇보다 식품을 통한 건강요법을 체득하면 인체내부 장기의 손상도 보완하게 된다. 정상적인 사람은 다섯 가지의 맛, 즉 오미(五味 : 단맛, 신맛, 짠맛, 쓴맛, 매운맛)를 느낄 수 있으며, 오미가 입에 들어가면 각기 가는 곳도 다르다. 몸에 이상이 생기면 그 입맛이 어느 한쪽으로 편중되므로 그 이상부위에 따라 질병의 부위를 판별할 수 있다. 인체 내부에 있는 오장(五臟)의 기능은 청소년기보다 50대가 되면 약 50% 정도 떨어지게 되므로 나이에 따른 건강관리가 필요하다.

(1) 오미(五味)와 오장(五臟)의 상호관계

쓴맛은 심장과 연관되며, 신맛은 간장을 찾아가고, 단맛은 비장 속에 머무르고, 매운맛은 폐와 관련이 있고, 짠맛은 신장(콩팥)에 영향을 미친다.

① 쓴맛

심장(염통)에 영향을 끼치며, 모든 음식이 입에 들어가 쓰게 느껴질 때나 입 자체에 쓴맛이 돌 때, 심열이 있을 때, 담이 약하여 몸과 마음이 상기될 때, 쓴맛이 당길 때는 심장이 나쁘다고 짐작할 수 있다.

② 신맛

간에 영향을 끼치며, 음식이 소화가 안 될 때나 간에 화를 입었을 때, 신맛이 당길 때는 간이 나쁘다고 짐작할 수 있다.

③ 단맛

비장(지라)에 영향을 끼치며, 몸이 과로로 피로할 때와 비장이 약하거나 충격 받으면 입 안이 달게 느껴지며, 단맛이 당길 때는 비장이 나쁘다고 짐작할 수 있다.

④ 짠맛

신장(콩팥)에 영향을 끼치며, 신장에 열이 오를 때나 짠맛이 당길 때는 신장이 나쁘다고 짐작할 수 있다.

⑤ 매운맛

폐(허파)에 영향을 끼치며, 폐에 열이 있을 때나 이상이 있을 때 입 안에서 매운맛을 느끼게 되고, 매운맛이 당길 때는 폐가 나쁘다고 판단 · 짐작할 수 있다. 공복에 커피를 마시거나 지나치게 과음을 하면 위장이 쓴맛에 견딜 수 없기 때문에 식욕부진의 원인이 된다. 또한 단맛이 위장 속에서 오래 머무르면 위장활동을 느리게 하여 소화장애를 일으키고, 인체근육의 긴장을 이완시키기 때문에 지나친 섭취는 피해야 한다.

(2) 오장(五臟)의 기능을 보호하는 방법

① 비장(脾臟)과 위(胃)

단맛으로 보하고 쓴맛으로 조절하며, 성질이 더운 약으로 보하고 찬 약으로 다스려야 한다.

② 심장(心腸)과 소장(小腸)

짠맛으로 보하고, 단맛으로 조절하며, 성질이 더운 약으로 보하고 찬 약으로 다스려야 한다.

③ 간(肝)과 담(쓸개 : 膽)

매운 것으로 보하고 신맛으로 조절하며, 성질이 더운 약으로 보하고 찬 약으로 다스려야 한다.

④ 폐(肺)와 대장(大腸)

신맛으로 보하고 매운 맛으로 조절하며, 성질이 찬 약으로 보하고 더운 약으로 다스려야 한다.

⑤ 신장(腎臟)과 방광(膀胱)

쓴맛으로 보하며 짠맛으로 조절하며, 성질이 찬 약으로 보하고 더운 약으로 다스려야 한다.

(3) 오장육부에 기능적 약초

① 폐(허파)로 가는 약초

- 기운 돕는 약 : 잔피, 반하, 생강, 행인(살구씨), 소자(소엽씨), 오미자, 천문동, 더덕(양유), 산약(마뿌리)
- 기운을 없애는 약 : 지모(야삼), 페모(고하), 질경이(차원차), 천문동, 치자, 상백피(뽕나무껍질), 방풍, 행인(살구씨), 마황, 차조기(자소엽)

② 신장(콩팥)으로 가는 약초

- 기운 돕는 약 : 침향, 새삼(토사자), 육계, 백자인(측백씨), 부자(초오), 숙자행, 구기자, 오미자, 우슬(쇠두릅), 두충
- 기운을 없애는 약 : 지모, 황백(황벽나무), 목단피, 지골피, 현삼, 택사, 복령, 호박, 목통(어름)

③ 방광으로 가는 약초

- 기운 돕는 약 : 회향, 침향, 육계, 오수유, 석창포, 익지인, 속단
- 기운을 없애는 약 : 지모, 방기, 황백, 감초, 지황, 차전차, 구맥(패랭이 씨), 택사, 목통, 망초

④ 소장(작은창자)으로 가는 약초

• 기운 돕는 약 : 파극, 회향, 익지인, 석곡, 감초

• 기운을 없애는 약 : 모근(띠뿌리), 황금, 차전차, 하늘타리뿌리(괄루인), 속수자, 대황

⑤ 대장으로 가는 약초

• 기운 돕는 약 : 인삼, 건강, 계피, 반하, 오배자(붉나무열매), 묵향

• 기운을 없애는 약 : 황금, 치자, 하늘타리(괄루), 망초, 대황, 도인(복숭아씨), 마자인(대마씨), 견구자

⑥ 심장으로 가는 약초

• 약성이 더운 약초 : 참당귀, 작약, 창출, 석창포

• 서늘한 약초 : 지황, 소의 쓸개(우황), 산죽, 맥문동

• 몸에 기운을 돕는 약초 : 원지, 천문동, 맥문동, 인삼

• 기운을 없애는 약초 : 황련, 고삼, 패모, 울금

⑦ 간으로 가는 약초

• 기운을 돕는 약초 : 목향, 반하, 진피, 육계, 천궁, 황기,

산수유, 산조인(멧대추), 오갈피

- 기운을 없애는 약초 : 황금(속석은 풀), 황련, 용담, 시호, 작약, 전호(바디나물), 진피(귤껍질 말린 것)

⑧ 담낭(쓸개)으로 가는 약초

- 기운을 돕는 약 : 진피, 반하(귀무릇), 생강, 천궁, 참당귀, 산수유, 산로인, 오미자
- 기운을 없애는 약 : 황금, 황련, 용담, 시호, 작약, 으름(목통), 진피

⑨ 비장(지라)으로 가는 약초

- 기운을 돕는 약 : 정향, 부자(초오), 곽향(배초향), 목향(토무향), 마, 인삼, 황기, 사주(백초), 복령, 건강(말린 생강)
- 기운을 없애는 약 : 치자, 황금, 작약, 승마, 대황, 산사자, 지실(탱자)

⑩ 위로 가는 약초

- 기운을 돕는 약 : 정향, 건강(말린 생강), 후박(후피), 오수유, 초두구

- 기운 없애는 약 : 삽주(백초), 산약(마뿌리), 연실(연자), 황기, 사인, 건강, 연고(개나리피), 황금, 승마, 갈근, 후박, 망초, 대황, 겨우자(나팔꽃 씨), 지실

참 / 고 / 문 / 헌

김기원 · 전경수(2006). 산림요양학. 국민대학교출판부.

김민희 · 성환길 · 장광진(2008). 우리 야산에 자생하는 약용식물. 도서출판 푸른행복.

나가타 히로코 저, 김용지 역(2006). 허브. 허브를 눈으로 향으로 맛으로 즐기는 방법 40가지. (주) 새빛그래픽.

누리다 미치히코 저, 차경숙 역(2004). 건강을 위한 목욕법. 동도원.

다카노 아스키 저, 박혜정 역(2002). 미처 알고 있지 못했던 21가지 목욕 건강법. 넥서스 BOOKS.

다카오카 히데오(2007). 흔들흔들 걷기혁명. 넥서스 BOOKS.

로조 코그힐 저, 임형태 역(2006). 빛의 치유력. (주) 생각의나무.

__________저, 박광성 역(2006). 빛의 치유력. (주) 생각의나무.

리푸싱(2008). 물은 약인가 독인가. 눈과마음.

마틴 셀라그만 저, 권오열 역(2011). 아픈 당신의 심리학 처방전. 도서출판 물푸레.

문관심(1999). 약초의 성분과 이용. 과학백과사전출판사. 평양 종합 인쇄공장. 1984. 일월서각.

미야자키 요시후미 저, 박범진 역(2007). 오감으로 밝히는 숲의 과학. 넥서스 BOOKS.

미즈타니 다케오 · 테므라 히로시 저, 박미주 역(2008). 슈퍼 서플리먼트 유산균 생성물질. 최다연. 예술미디어.

박국문(2010). 생로병사는 효소에 달려있다. 태웅출판사.

______(2011). 효소음료 건강법. 효소와 건강. 태웅출판사.

박범진(2006). 내몸이 좋아하는 삼림욕. 넥서스 BOOKS.

박상철(2010). 노화혁명. (주) 하서출판사.

박옥선(2005). 누구나 쉽게 할 수 있는 경락마사지. (주) 침코리아.

박중곤(1999). 한국의 향기문화. (주) 가야넷.

사이토 마사시 저, 이진우 역(2010). 체온 1도가 내몸을 살린다. 나라원출판사.

성기홍(2008). 에코힐링워킹. (주) 웅진씽크빅.

성천길 · 이용호(2009). 약초민간요법. 도서출판 푸른행복.

솔뫼(2008). 산속에서 배우는 몸에 좋은 식물 150. 동학사.

신원섭(2005). 치유의 숲. 지성사.

신현재(2008). 엔자임 효소와 건강. 도서출판 신현재.

아보 도우루 저, 정유선 역(2009). 만병의 원인은 스트레스다. 부광출판사.

__________(2011). 체온면역력. 김기현 역. 중앙생활사.

__________(2011). 체온면역력. 김기현 역. 태성문화사.

안도 미쓰루 저, 김정환 역(2010). 이런 증상은 무슨 병이지. (주) 쌤앤파커스.

안도 오사무 저, 김재성 역(2009). 명상의 정신의학. 도서출판 민족사.

야다가이 미쥬이오시 저, 황병호 역(2008). 피톤치드란. 강원대학 출판부.

앤드류 골리젝 저, 장병창 역(2009). 스트레스 퇴치법. (주) 매경 출판사.

오홍근(2002). 아로마 건강법. 도서출판 도솔.

______(2003). 오홍근 박사의 향기요법. 도서출판 문양.

와타나베 쇼 저, 강호걸 역(2010). 기적의 니시건강법. 태웅출판사.

우에하라이 와오 저, 박범진 역(2007). 내몸을 치유하는 숲. 넥서스 BOOKS.

이미나시다 아키요 저, 최혜선 역(2011). 경피독. 아이프랜드.

이승현(2009). 뇌파와 진동. (주) 한문화멀티미디어.

이시형(2007). 내 안에는 헤피니스 폴더가 있다. 창아출판사.

이원욱 · 김남기(2010). 한방약차. 도서출판 아카데미북.

이종수 · 김호준(2002). 한방 건강 목욕법. (주) 한언.

정광진 · 성환길 · 박철호 · 박종철(2009). 사계절 약용식물 이용도감. 문예마당.

조성준(2001). 향기치료의 기적. 도서출판 宇石.

최양수(2005). 약이 되는 산야초 108가지. 하남출판사.

______(2009). 산야초로 만든 효소 발효액 ① ②. 하남출판사.

______(2011). 약이 되는 산야초 300. 하남출판사.
캐롤 하트 저, 최명희 역(2010). 세로토닌의 비밀. 출판 마다스북스.
프랭크 J. 립 저, 강영민 역(2004). 허브. 도서출판 창해.
하할론(2011). 8체질 의학혁명. (주) 티프렛 도서출판 이안에.
해동건강연구원(2011). 경락과 추나요법. 아이템 북스.
허만섭(2009). 자연의 신비 ① ②. 도서출판 청연.
허 준 저, 구본웅 감수(2002). 동의보감. 도서출판.

Mark. F. Beck 저, 이애순 · 장태수 · 전진호 · 홍란희 공역(2008). 마사지 테라피. 메디시언.
Profesor Greg Mclatchie 저, 설준희 편역. 스포츠 운동의학. 도서출판 아카데미.

자연이 주는
치유조건
Forest Healing

| 저자 | 자굴산 치유수목원

| 1판 1쇄 인쇄 | 2012년 12월 10일
| 1판 1쇄 발행 | 2012년 12월 15일
| 발행인 | 김동훈
| 펴낸곳 | 공동체

| 주소 | 410-817 경기도 고양시 일산동구 백석동 1323 동문타워 I 905호
| 전화 | 031) 920-8305(대표)
| 팩스 | 031) 920-8308
| 전자우편 | compub@naver.com
| 출판등록 | 2005년 10월 6일
| 등록번호 | 제396-2005-36호

| ISBN | 978-89-6352-397-2
정가 15,000원